Ricettario della dieta HCG

100+ HCG Diete Vegetariane Ricette per la perdita di peso e la rapida perdita di grasso

Maria Nandell

Inoltre, le informazioni contenute nelle pagine seguenti sono intese solo a scopo informativo e devono quindi essere considerate come universali. Come si addice alla sua natura, sono presentate senza garanzia della loro validità prolungata o della loro qualità provvisoria. I marchi di fabbrica che sono menzionati sono fatti senza consenso scritto e non possono in alcun modo essere considerati un'approvazione da parte del titolare del marchio.

Contenuto

RICETTE

CREMA DI ZUPPA DI ZUCCHINE

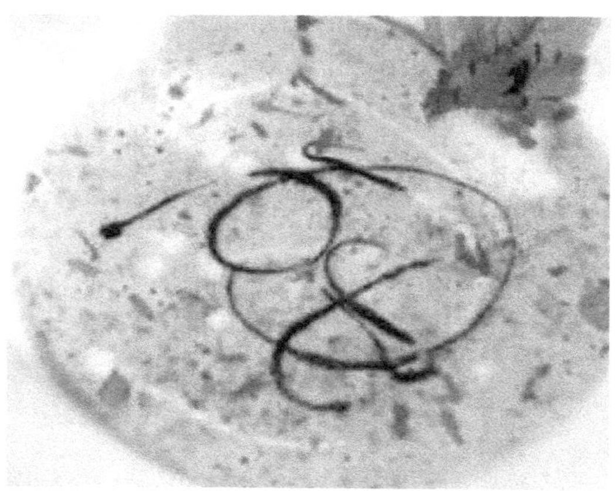

Ingredienti:

- 2 zucchine, tagliate finemente
- 1 cipolla, tritata finemente
- 400 ml di brodo vegetale senza grassi
- 1/2 mazzo di prezzemolo fresco liscio o crescione fresco, tritato finemente
- 1 pizzico di noce moscata fresca grattugiata
- 50 g di formaggio cremoso (0,2% di grassi)
- sale e pepe

Preparazione :

1. Mettere la cipolla in una casseruola e brasare fino a quando non è leggermente vetrosa.
2. Aggiungere le zucchine e arrostire. Aggiungere il brodo vegetale e
3. Lasciate cuocere per altri 20 minuti. Togliere dal fuoco e mescolare con la crema di formaggio.
4. Ridurre in purea la zuppa con un frullatore a mano, condire con sale, pepe e noce moscata e guarnire con prezzemolo liscio o crescione.

Suggerimento :

La zuppa può essere fatta anche con finocchio (1 finocchio) o sedano (bulbo di sedano). Questo si accompagna a gamberi freschi o pesce, che potete friggere senza grassi in una padella e servire con la zuppa. Eventualmente aggiungere un goccio di aceto balsamico alla zuppa.

ZUPPA DI FUNGHI PICCANTE

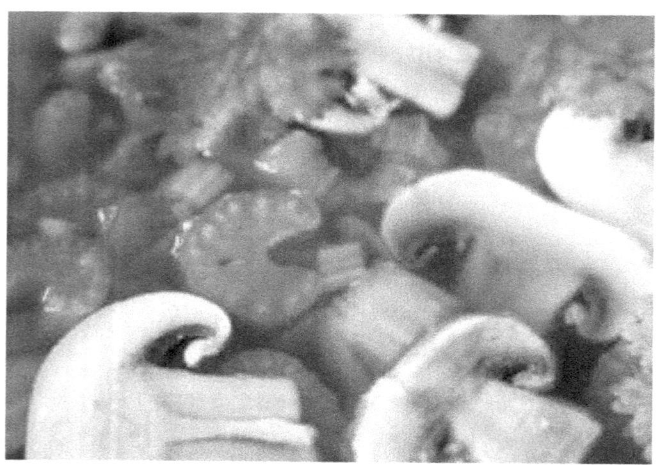

ingredienti

- 1 cipolla, tritata
- 1 pz di zenzero fresco (circa 20 grammi), pelato e tritato finemente
- 3 bastoncini di sedano, lavati e tritati finemente
- 2 spicchi d'aglio, sbucciati e tritati finemente
- 1 peperoncino fresco, dimezzato, senza semi e tagliato a strisce sottili, in alternativa 1 cucchiaino di Sambal Oelek
- 2 spruzzi di olio d'oliva
- 2 anice stellato
- 3 foglie di kaffir (dal negozio asiatico)
- 1 gambo di citronella, strato esterno rimosso e tagliato (la citronella viene rimossa dopo la cottura)
- 200 g di funghi, puliti e affettati
- Succo di un lime
- 2 cucchiai di salsa di soia

- 1/2 mazzo di coriandolo fresco, tritato grossolanamente
- sale e pepe

preparazione

1. Soffriggere le cipolle, l'aglio, il sedano e lo zenzero in una casseruola con olio d'oliva.
2. Deglassare con un buon 1 litro d'acqua. Aggiungere la citronella, le foglie di kaffir, l'anice stellato e il peperoncino. Portare a ebollizione e cuocere a fuoco lento per circa 30 minuti. Versare la zuppa attraverso un setaccio in una seconda casseruola e buttare via le spezie.
3. Portare la zuppa a ebollizione, aggiungere i funghi e lasciarli cuocere per 1 minuto. Poi aggiungere la salsa di soia e il succo di lime alla zuppa e condire con sale e pepe. Guarnire con il coriandolo e servire.

punta

Una manciata di germogli va bene con esso, ad esempio fagioli mung o altre verdure di vostra scelta.

Durante la fase di stabilizzazione, si può completare la zuppa con un po' di olio di sesamo.

Minestrone

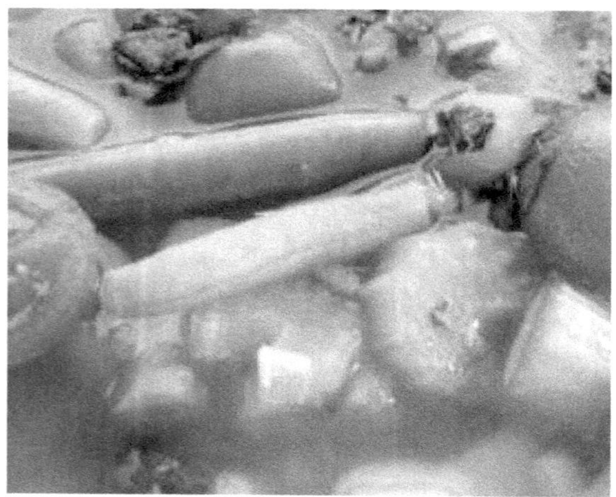

ingredienti

- 200 g di fagiolini, puliti e con le estremità tagliate
- 4 gambi di sedano verde, lavati e tagliati a dadini
- 200 g di zucchine, lavate e tagliate a dadini
- 1 spicchio d'aglio, sbucciato e schiacciato
- 1 peperoncino rosso, aperto nel senso della lunghezza e tagliato a strisce sottili
- 1 spruzzo di olio d'oliva
- 10 pomodori ciliegia, dimezzati
- sale e pepe

- 600 ml di brodo vegetale

- 1 mazzo di basilico fresco, tritato

preparazione

- Lessare i fagioli in acqua bollente salata per circa 10 minuti, spegnere e scolare.

- Brasare l'aglio, il peperoncino, il sedano e le zucchine in una casseruola con l'olio d'oliva, versare il brodo e il sale. Portare a ebollizione e cuocere a fuoco medio per circa 5 minuti. Aggiungere i pomodori e i fagioli alla zuppa e condire con sale e pepe.

- Guarnire con il basilico e servire.

Zuppa di cavolfiore al curry asiatico

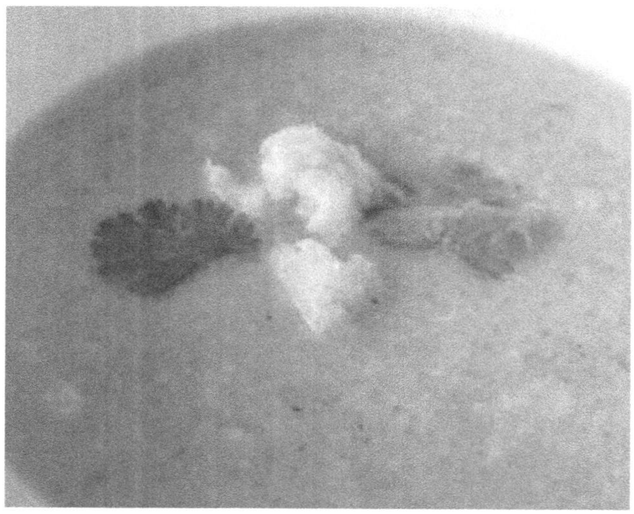

ingredienti

- 1 cavolfiore grande, lavato e tagliato a cimette
- 1 pezzo di zenzero fresco (circa 20 g) sbucciato e tritato finemente
- 1 cipolla grande, sbucciata e
- tritato finemente
- 2 spicchi d'aglio, sbucciati e tritati finemente
- 2 -3 cucchiai di curry in polvere
- 1/2 cucchiaino di coriandolo macinato

- 1/2 cucchiaino di cumino macinato 1/2 cucchiaino di paprika in polvere nobile dolce

- 1 coltello punta di cannella in polvere

- 600 ml di brodo vegetale senza grassi

- 8 cucchiai di latte di cocco magro

- succo di un lime

- 1/2 vol. fr. Coriandolo o prezzemolo, tritato finemente

- sale e pepe

preparazione

- Brasare la cipolla, l'aglio e lo zenzero in una casseruola
- fino a quando sono leggermente vitrei. Aggiungere le spezie e arrostire con.
- Aggiungere 2 brodo vegetale e le cimette di cavolfiore e cuocere a fuoco lento per 20 minuti.
- Aggiungere 3 latte di cocco alla zuppa e frullare.
- 4 Condire con sale, pepe e succo di lime e servire guarnito con coriandolo.

Zuppa di pollo calda con finocchio

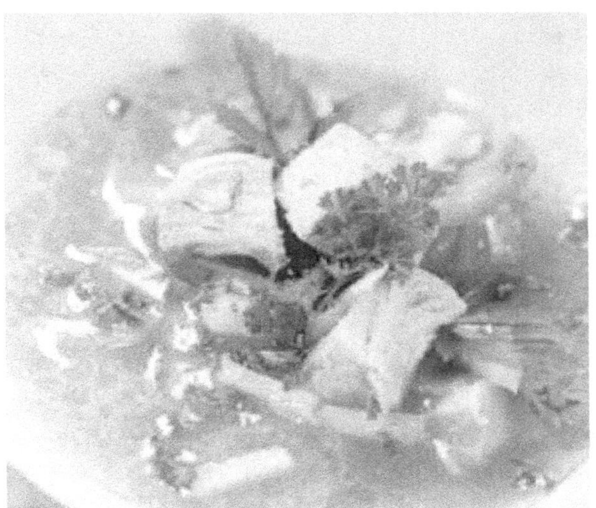

ingredienti

- 180 g di petto di pollo
- 1 pz zenzero fresco, tritato molto finemente 1 cipolla, tagliata a cubetti 1 mazzo di
- zuppa di verdure (senza carota),
- tagliato a cubetti

- 1 bulbo di finocchio, tagliato a cubetti 600 ml di brodo vegetale
- sale e pepe
- 1/2 mazzo di erba cipollina, in rotoli tagliati fini

preparazione

- Mettere il petto di pollo, lo zenzero, le verdure da minestra e il finocchio con il brodo vegetale in una casseruola e cuocere dolcemente in 20 minuti.
- 2 Condire con sale e pepe e servire cosparso di erba cipollina.

punta

Nella fase di stabilizzazione si può fare la ricetta per 4 persone con un pollo da minestra biologico intero. Portare a breve ebollizione il pollo da minestra e la zuppa verde, comprese le carote, in 3 litri di brodo vegetale e cuocere a fuoco lento per 3 ore con il coperchio chiuso.

ZUPPA DI VERDURE PICCANTE CON POLPETTE DI CARNE

ingredienti

- 1/2 cucchiaino di semi di finocchio, tritati finemente in un mortaio
- 1 grande bulbo di finocchio, pulito (conservare e tritare il finocchio verde), tagliato in quarti, senza gambo e tagliato a fette sottili
- 150 g di sedano rapa, pulito e tagliato a cubetti
- 2 gambi di sedano, lavati e tagliati a pezzi
- 2 spicchi d'aglio, tritati finemente
- 1 piccolo pezzo di zenzero, grattugiato o tritato
- 9 pomodori ciliegia, dimezzati
- 1/2 peperone rosso, tritato finemente
- 1 zucchina piccola, lavata e affettata
- Sale pepe

- 600 ml di brodo vegetale

- 400 g di manzo tritato

- 1 uovo

- 2 cucchiai di salsa di soia

- 1/2 cucchiaino di buccia di limone biologico finemente grattugiata

- 1/2 cucchiaio di succo di limone

- 1 / 2-1 peperoncino rosso fresco, dimezzato, con i semi e tritato finemente o 1 cucchiaino di Sambal Oelek

- 1 mazzo di coriandolo, foglie spennate, 1/3 tritato finemente.

preparazione

- Brasare il finocchio, il sedano e l'aglio in una casseruola con un po' d'acqua.

- Versare il brodo, coprire e cuocere a fuoco medio per 6 minuti. Dopo 3 minuti, aggiungere le zucchine e i peperoni.

- Aggiungere alla zuppa il finocchio verde con la buccia e il succo di limone, i semi di finocchio e lo zenzero.

- Sbattere bene l'uovo in una ciotola con una frusta, aggiungere sale, pepe, peperoncino o sambal oelek, salsa di soia e 1/3 del coriandolo tritato e impastare bene la carne macinata con le mani e mescolare bene con l'uovo.

- Formare delle piccole polpette e aggiungerle alla zuppa, coprire e lasciarle cuocere a bassa temperatura per circa 8-10 minuti a seconda della grandezza delle polpette. Aggiungere le metà di pomodoro poco prima della fine del tempo di cottura.

- Aggiungere la scorza e il succo di limone alla zuppa e condire con sale e pepe. Servire guarnita con le foglie di coriandolo rimaste.

punta

I semi di finocchio hanno un aroma dolce simile all'anice. Possiamo usarli in questo piatto perché sono molto poveri di grassi. I semi di finocchio sono ricchi di vitamina C, potassio, calcio e magnesio. Ideali per una leggera indigestione e flatulenza.

STUFATO DI PESCE

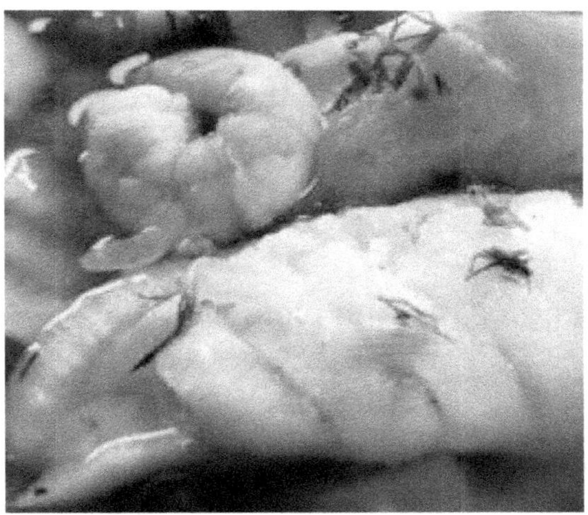

ingredienti

- 1/2 cucchiaino di semi di finocchio, tritati finemente
  in un mortaio
- 1 grande bulbo di finocchio, pulito (conservare e
  tritare il finocchio verde), tagliato in quarti, senza
  gambo e tagliato a fette sottili
- 150 g di sedano rapa, pulito e tagliato a cubetti
- 150 g di porri o cipollotti, puliti, lavati accuratamente
  e tagliati ad anelli
- 2 spicchi d'aglio, tritati finemente

- Sale pepe

- 250 ml di brodo vegetale

- 180 g di filetto di merluzzo, tagliato in pezzi da 3 cm

- 50 g di scampi senza pelle, lavati

- 1/2 mazzo di aneto, tritato

- 1/2 cucchiaino di buccia di limone biologico finemente grattugiata

- 1/2 cucchiaio di succo di limone

- 1 pizzico di fiocchi di peperoncino o peperoncino rosso fresco

preparazione

- Brasare il finocchio, il sedano, l'aglio e il porro (cipolla) in una casseruola con un po' d'acqua. Condire con sale e pepe.

- Versare il brodo, coprire e cuocere a fuoco medio per 5 minuti.

- Aggiungere 2/3 del finocchio verde e dell'aneto con la buccia e il succo di limone, i semi di finocchio, un po' di sale e il peperoncino. Mettere il pesce e i gamberi nella casseruola, coprire e lasciarli cuocere a fuoco dolce per 6 minuti, girare dopo la metà del tempo.
- Condire lo stufato con sale e pepe, mescolando delicatamente.
- Servire cosparso con il finocchio verde rimanente e l'aneto.

Zuppa di cavolo dell'Asia

Ingredienti:

- 200 g di tofu, tagliato finemente a dadini
- 400 g di cavolo bianco, tagliato a strisce
- 1 cipolla grande, tagliata
- 1 pezzo di zenzero grande come un pollice, tritato finemente
- 1 cucchiaino di Sambal Oelek
- 2 pomodori, tagliati a pezzi

- 1 manciata di germogli, ad esempio fagioli mung
- 1 spicchio d'aglio, tritato finemente
- 400 ml di brodo vegetale, senza grassi
- sale e pepe
- coriandolo fresco

Preparazione:

- Rosolare il tofu in una casseruola, aggiungere le spezie e soffriggere brevemente.
- Aggiungere il cavolo, i pomodori e il brodo vegetale. Cuocere a fuoco lento fino a quando il cavolo è tenero. Mettere i germogli nella zuppa. Condire con sale e pepe e cospargere di coriandolo fresco appena prima di servire.

Suggerimento :

Questa ricetta può essere facilmente preparata in grandi quantità perché la zuppa si conserva in frigorifero per alcuni giorni.

Obatzter fatto con formaggio cremoso

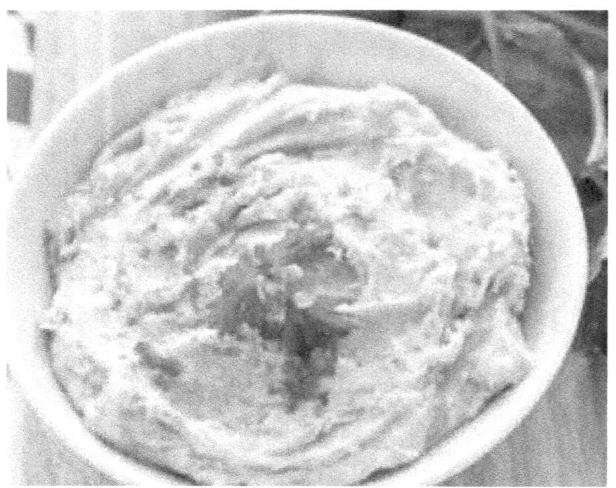

Ingredienti:

- 4 fette di pane croccante
- 200 g di formaggio cremoso a basso contenuto di grassi (0,2% di grassi) 1/2 mazzo di ravanelli, tagliati a fettine sottili
- 3 cetrioli sottaceto, tagliati finemente a dadini
- 1/2 mazzo di erba cipollina, tagliata a rotolini fini
- 1 scatola di crescione, tagliato dalla scatola 1 cucchiaio di vino bianco
- aceto 1/2 cucchiaino di cumino macinato

- 1/2 cucchiaio di paprika in polvere, dolce

- sale e pepe

Preparazione:

- Mescolare tutti gli ingredienti con la crema di formaggio e condire con aceto, cumino, paprika, sale e pepe.

- Servire su un pane croccante.

Suggerimento :

Si può mangiare l'Obatzten come salsa con cetrioli freschi, finocchi o gambi di sedano o con un'insalata mista.

Greco tsatsiki

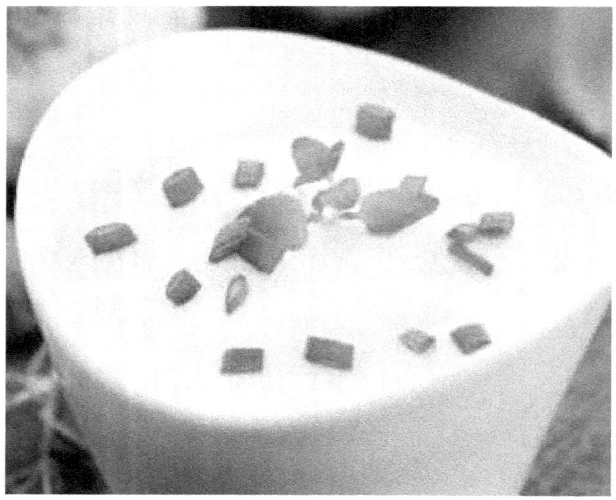

Ingredienti:

- 150g di ricotta senza grassi (0,1%)
- 1 cetriolo, tagliato a fette sottili
- 3 spicchi d'aglio schiacciati
- 1 piccolo mazzo di aneto, tritato finemente
- 1 limone, diviso a metà e spremuto

Preparazione:

- Disporre 1 cetriolo in un cerchio su un piatto.

- Mescolare 2 aglio, aneto, limone e ricotta.

- Condire con sale e pepe, cospargere di aneto e servire con il cetriolo.

Salsa italiana

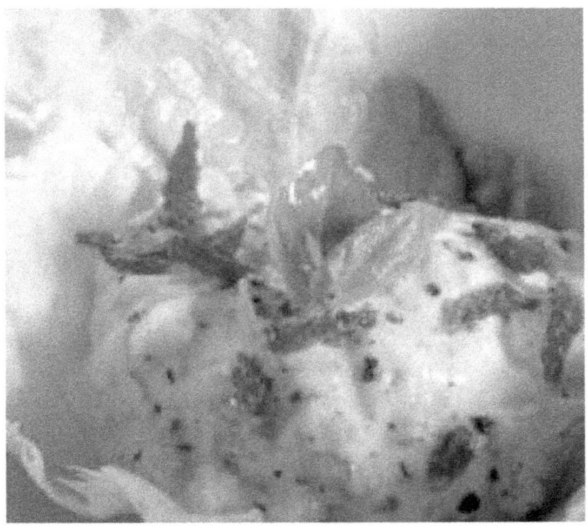

ingredienti

- 50 g di formaggio cremoso a basso contenuto di grassi
- 10 g di pomodori secchi
- poche foglie di basilico fresco
- 1 pizzico di pepe di Caienna
- Sale e pepe fresco

preparazione

Mescolare il formaggio cremoso con un po' d'acqua fino ad ottenere un composto liscio. Tritare finemente i pomodori secchi, tritare finemente il basilico, aggiungere il sale e mescolare. Condire con pepe fresco dal macinino e guarnire con foglie di basilico.

punta

Va bene con l'insalata, le verdure o la carne

Insalata nizzarda

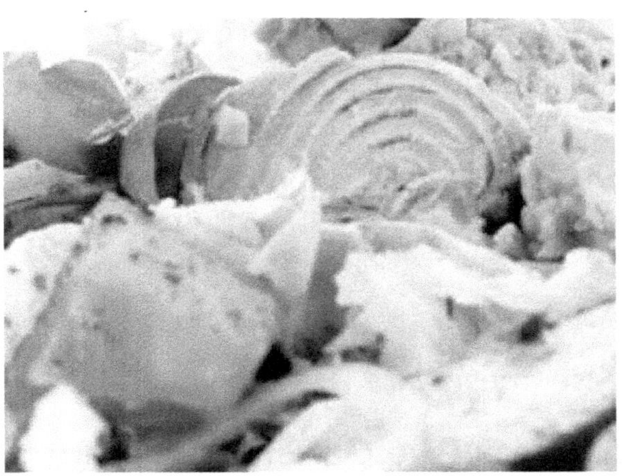

Ingredienti:

- 100 g di tonno al lago 1 uovo

- Insalata:

- 50 g di lattuga iceberg o lattuga verde, lavata, centrifugata e tagliata a pezzetti

- 1/2 cetriolo, affettato 1 pomodoro, tagliato a cubetti

- Secondo il vostro gusto, mezza cipolla bianca, tagliata ad anelli sottili 150 ml di brodo vegetale
- 2 cucchiai di aceto di sidro di mele
- 2 cucchiai di succo di limone 1⁄4 cucchiaino di senape dijon pepe di Caienna
- sale
- eventualmente dolcificante

Preparazione :

- Per la salsa francese, mescolare il brodo vegetale, l'aceto di sidro di mele e il succo di limone in una casseruola, aggiungere la senape di Digione e le spezie e scaldare brevemente e lasciare raffreddare di nuovo.
- Bollire le uova in acqua per 5 minuti, dimezzare (usare solo una metà, usare l'altra per un pasto successivo), raffreddare e dividere in quarti il resto delle uova.

- Preparare l'insalata con il condimento francese.

  Aggiungere i pomodori e il cetriolo e mescolare bene.

- Guarnire con tonno, uovo e, se necessario, cipolle.

Insalata con manzo marinato

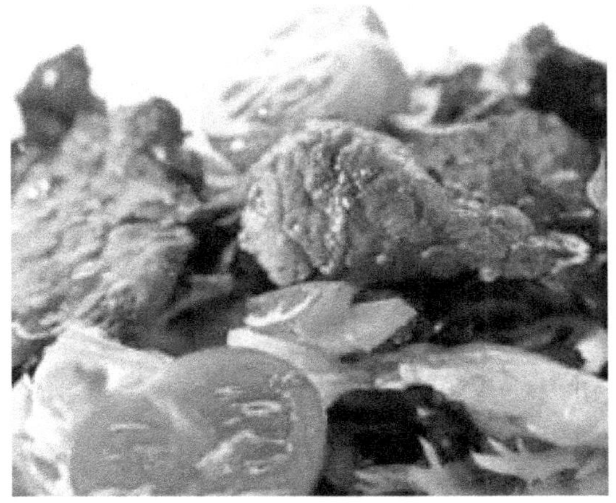

Ingredienti:

- 100 g di carne di manzo tenera per la frittura veloce, tagliata a fette
- 1 cipolla rossa, tagliata ad anelli 50 g di rucola e un po' di insalata verde mista

- 4 pomodori piccoli, affettati
- facoltativamente: 5 ravanelli, affettati, un pezzo di peperone rosso,
- 1 piccolo pezzo di cetriolo o sedano
- 1 cucchiaio di succo di limone
- 1 cucchiaio di aceto di sidro di mele
- eventualmente 1 pizzico di timo secco
- 1 cucchiaio di brodo vegetale
- sale e pepe

Preparazione :

- Mescolare il succo di 1 limone, il brodo vegetale, il timo e il pepe in una marinata e metterci la carne durante la notte.
- Mettere 2 rucola su un piatto e disporre con pomodori, cipolle e * cetriolo o sedano.
- Friggere la carne con la marinata in una padella rivestita per sei minuti, poi salare. Disporre la carne sull'insalata.
- Portare a ebollizione il brodo d'arrosto con un po' di brodo vegetale, deglassare con l'aceto e irrorare l'insalata.

Insalata con pollo piccante e condimento di tofu

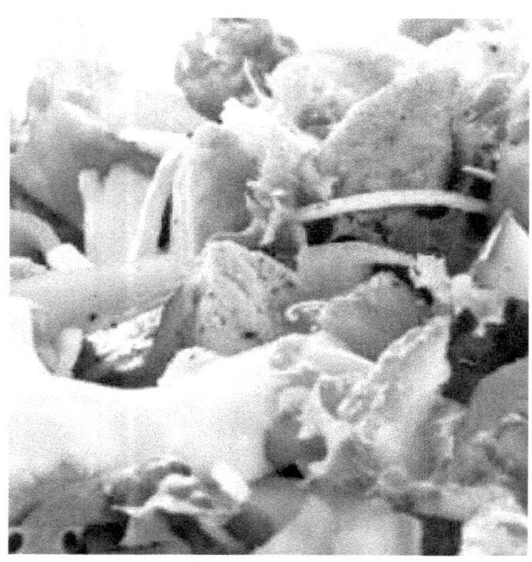

Ingredienti:

- 2 piccoli filetti di pollo da 100 g

- 1 frisée o lattuga romana, lavata e tagliata a pezzetti
  a scelta 2 pomodori piccoli, tagliati in quarti, cetriolo
  e peperone, tagliati finemente 1/2 mazzo di
  coriandolo fresco, lavato, scosso e asciugato, foglie
  spennate

- 1 cucchiaino di peperoncino in polvere

medicazione

- 200 g di tofu

- 1 lime, spremuto

- 1 cucchiaino di Sambal Oelek

- 1 spicchio d'aglio schiacciato

Preparazione :

- Per il condimento dell'insalata, aggiungere l'aglio, il succo di lime, il tofu e il Sambal Oelek in una ciotola alta e mescolare con il frullatore a mano.

- Lavare 2 filetti di pollo, asciugarli con carta da cucina, tagliarli nel senso della lunghezza e cospargerli di peperoncino in polvere. Friggere per 3 minuti per lato in una padella antiaderente.

- Mettete l'insalata con cetrioli e peperoni (pomodori di vostra scelta) in una ciotola e mescolate con il condimento.

- Tagliare 4 filetti di pollo a strisce o a pezzi e versare il coriandolo fresco sull'insalata.

Suggerimento :

Nella fase di stabilizzazione, si può raffinare l'insalata con 2-3 cucchiai di olio d'oliva.

Insalata di asparagi

Ingredienti:

- 3 bastoncini di asparagi bianchi e verdi, tagliati a pezzi
- cucchiai di succo di limone 100 g di insalata di rucola, tagliata a pezzetti
- 1 pomodoro, tagliato in piccoli pezzi 1 cucchiaio di cipolla rossa, tritata finemente

medicazione

- 1 cucchiaio di succo di limone
- 1 cucchiaio di lampone o di aceto balsamico leggero (senza zucchero)
- sale e pepe
- dolcificante

Preparazione:

- Mettere gli asparagi sbucciati e tagliati nel succo di limone per 10 minuti e poi cuocerli fino a quando sono sodi al morso.
- Mescolare gli ingredienti per il condimento e condire con sale e pepe e dolcificante.
- Mettere 3 asparagi, la lattuga e il pomodoro in una ciotola e mescolare con il condimento.

Suggerimento :

Se volete combinarlo con la carne, potete mangiare due fette di filetto di tacchino.

Insalata di fragole, asparagi e rucola

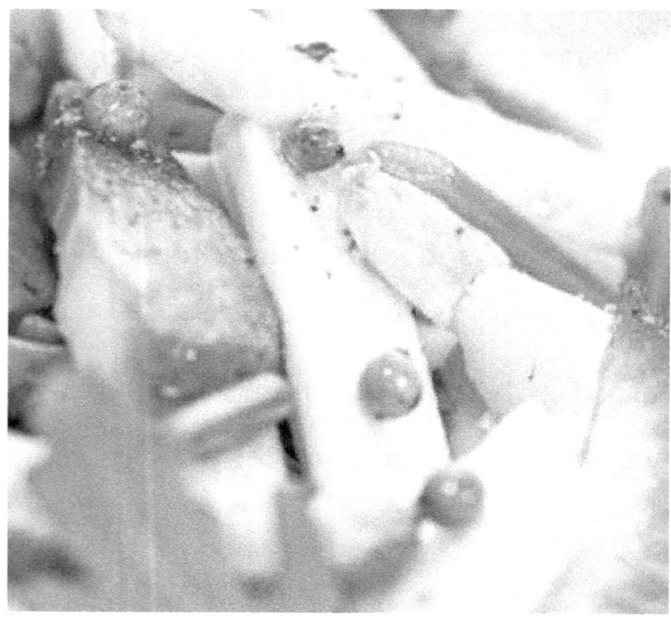

Ingredienti:

- 1 mazzo di rucola, circa 250 g

- 500 g di asparagi bianchi o verdi, pelati

- 1 mazzo di basilico, tagliato a strisce sottili

- 500 g di fragole, pulite e tagliate in quarti 3 cucchiai
  di aceto balsamico bianco

- 2 cucchiai. Succo d'arancia, appena spremuto

- 200 ml di brodo vegetale,

- sale e pepe

Preparazione :

- Cuocere gli asparagi nel brodo vegetale fino a quando
  sono sodi. Poi tagliare gli asparagi in pezzi lunghi circa
  2 cm.

- Lavare e asciugare 2 rucole. Mettere in un'insalatiera
  piatta e coprire con gli asparagi e le fragole.

- Mescolare il basilico con l'aceto balsamico, il succo
  d'arancia, il sale e il pepe e condire a piacere. Versare
  il condimento sull'insalata.

Suggerimento :

Per la fase di stabilizzazione, potete arricchire l'insalata con 50 g di parmigiano grattugiato, 5 cucchiai di olio d'oliva e 4 cucchiai di pinoli tostati.

Zucchine ripiene

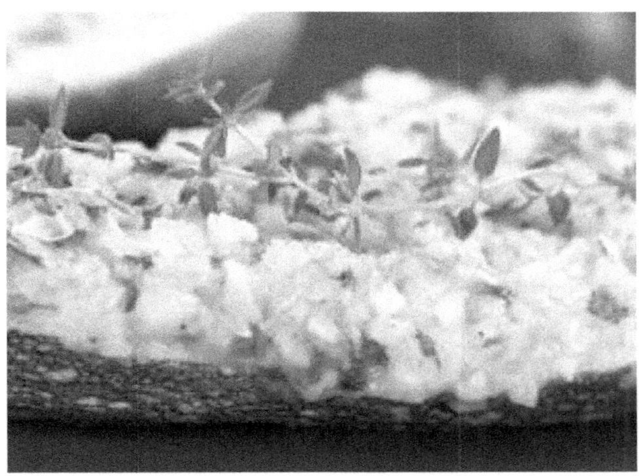

Ingredienti:

2 zucchine, circa 300g ciascuna

1 cipolla di medie dimensioni, tagliata finemente

2 spicchi d'aglio schiacciati

2 cucchiai di dragoncello secco, tritato finemente

100 g di formaggio cremoso a basso contenuto di grassi

sale e pepe

Preparazione :

Preriscaldare 1 forno a 180°C.

Lavare 2 zucchine e tagliarle a metà nel senso della lunghezza. Con attenzione

erodere. Mettere le metà delle zucchine in una forma a prova di fuoco.

3 Tagliare a dadini la polpa.

Brasare 4 cipolle e l'aglio in una padella. Aggiungere i cubetti di zucchina e brasare dolcemente in 5 minuti.

Mescolare in 5 crema di formaggio e condire con sale, pepe e dragoncello.

6 Versare il composto nelle metà delle zucchine e a 180°C per circa 30 minuti

Cuocere nel forno.

Suggerimento :

Durante la fase di stabilizzazione, le zucchine possono anche essere preparate con un po' di olio d'oliva, carote tritate finemente e mandorle a scaglie. Il dragoncello dà a questo piatto una nota raffinata.

Asparagi verdi con uovo e purea

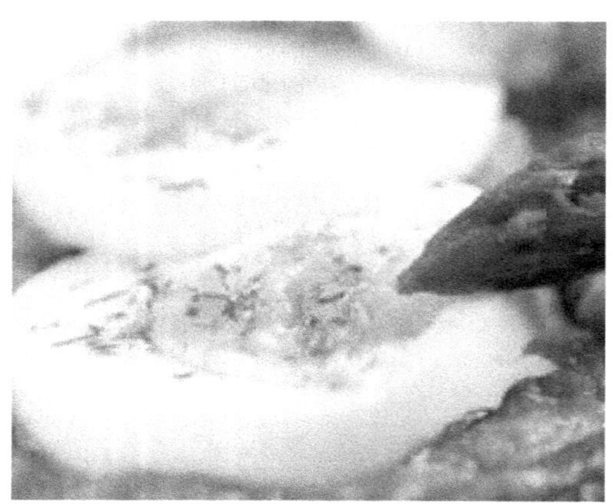

Ingredienti:

600 g di asparagi verdi, puliti e con le estremità tagliate

3 cucchiai di formaggio cremoso a basso contenuto di grassi
(0,2% di grassi) sale e pepe

2 uova biologiche

Preparazione :

Sbollentare 1 asparago in abbondante acqua salata per 2-3 minuti e dissetarlo brevemente in acqua fredda.

Far bollire le uova fino a quando sono morbide. Mescolare 5 gambi di asparagi con il formaggio cremoso, sale e pepe con il frullatore a mano.

Disporre 3 puree su due piatti, aggiungere gli asparagi e le uova. Salare, pepare e servire immediatamente.

Spinaci indiani con uovo

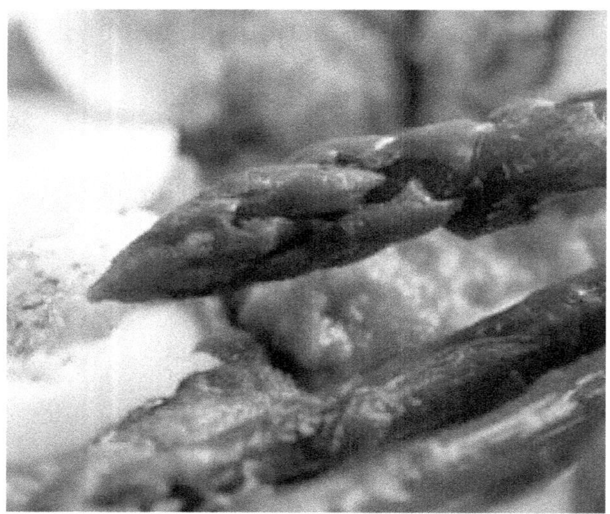

Ingredienti:

150 g di spinaci

foglie (congelate, porzionate) 1 piccolo spicchio d'aglio, tritato finemente

1 cipolla piccola, tritata finemente

1 piccolo. Pezzo di zenzero fresco, tritato finemente 50 ml di brodo vegetale senza grassi

1 pizzico di cumino

1 pizzico di paprika in polvere, dolce

1/4 di cucchiaino di curry in polvere

sale e pepe

2 albumi d'uovo

1 tuorlo d'uovo

Preparazione :

Brasare 1 cipolla, l'aglio e lo zenzero in una casseruola con un po' di brodo.

2 Aggiungere le spezie e il restante brodo vegetale (non troppo, non deve mai diventare troppo liquido).

3 Aggiungere gli spinaci congelati e riscaldare lentamente.

4 Condire con sale e pepe.

Sbattere 5 albumi e tuorli d'uovo e friggere, salare e pepare in una padella senza grassi.

Disporre 6 spinaci su un piatto e servire con le uova.

Spinaci indiani con uovo

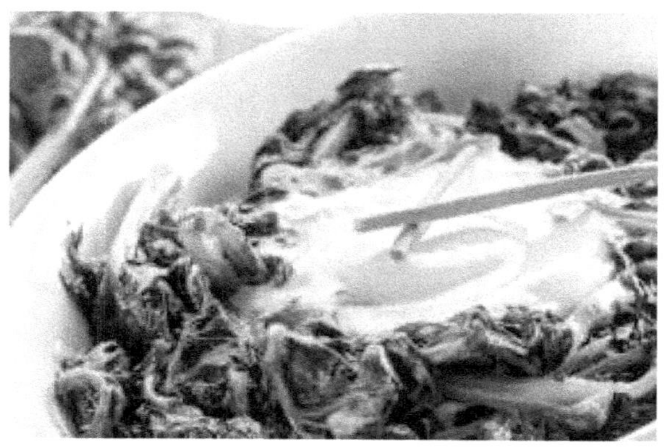

Ingredienti:

150 g di spinaci

foglie (congelate, porzionate) 1 piccolo spicchio d'aglio,

tritato finemente

1 cipolla piccola, tritata finemente

1 piccolo. Pezzo di zenzero fresco, tritato finemente 50 ml di brodo vegetale senza grassi

1 pizzico di cumino

1 pizzico di paprika in polvere, dolce

1/4 di cucchiaino di curry in polvere

sale e pepe

2 albumi d'uovo

1 tuorlo d'uovo

Preparazione :

Brasare 1 cipolla, l'aglio e lo zenzero in una casseruola con un po' di brodo.

Aggiungere le spezie e il restante brodo vegetale (non troppo, non deve mai diventare troppo liquido).

Aggiungere gli spinaci congelati e riscaldare lentamente.

Condire con sale e pepe.

Sbattere 5 albumi e tuorli d'uovo e friggere, salare e pepare in una padella senza grassi.

Disporre 6 spinaci su un piatto e servire con le uova.

Bevanda al crescione e cetriolo

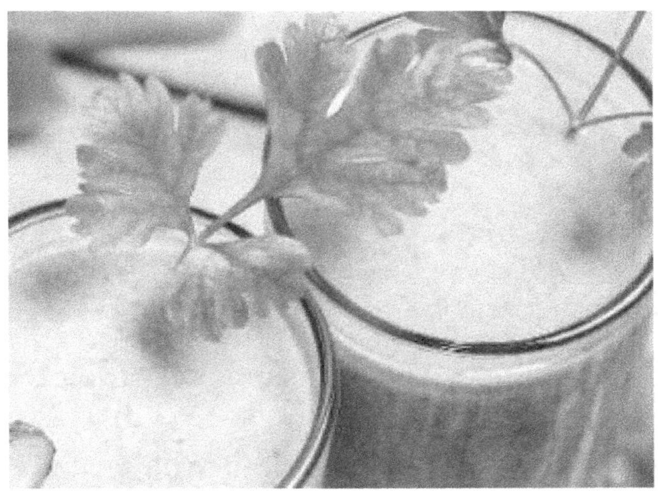

Ingredienti:

1 cetriolo, con semi e tagliato a cubetti

1 scatola di crescione da giardino

2 cucchiaini di paprika in polvere, dolce

200 ml di formaggio cagliato magro o a basso contenuto di

grassi

sale e pepe

2-3 cubetti di ghiaccio

Preparazione :

Tagliare 1 crescione con le forbici, tenere un piccolo resto per guarnire e mettere in un frullatore insieme al cetriolo.

3 Mettere i restanti ingredienti nel frullatore e frullare con i cubetti di ghiaccio.

4 Riempire i bicchieri e guarnire con del crescione.

Insalata di zucchine

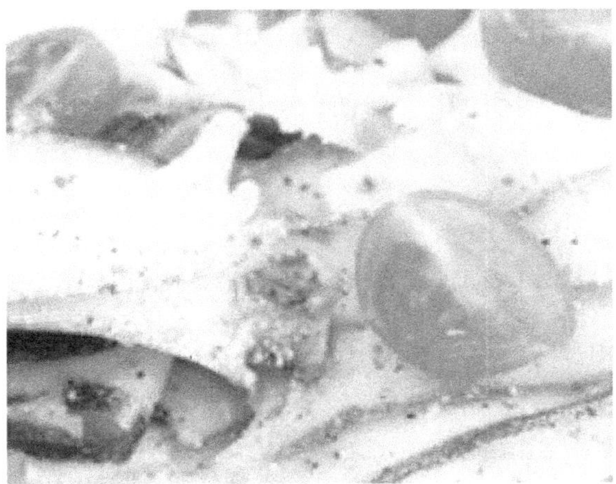

Ingredienti:

1 zucchina

4 pomodori piccoli

1 1/2 cucchiaio di aceto balsamico bianco

2 cucchiai di brodo vegetale

1 pizzico di pepe di Caienna

Erbe di vostra scelta, tagliate in piccoli pezzi

sale

Preparazione :

Lavare 1 zucchina, pulirla, dividerla a metà nel senso della lunghezza e tagliarla a fette sottili con un pelapatate o un affettaverdure.

Lavare e dividere in quarti 2 pomodori e metterli insieme alle strisce di zucchina in una piccola ciotola.

Mescolare 3 aceto, brodo, sale e pepe di Caienna e versare sull'insalata insieme alle erbe.

Suggerimento :

Nella fase di stabilizzazione, si può aggiungere olio d'oliva al condimento e cospargere di parmigiano piallato. Va bene con carne o pesce.

Insalata di asparagi con mela

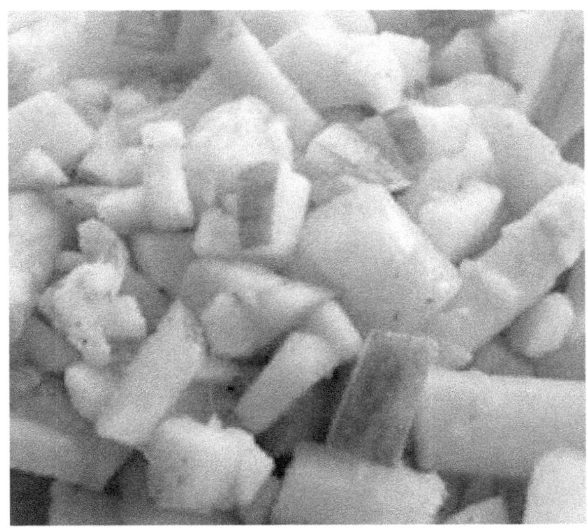

ingredienti

200 g di asparagi bianchi freschi, pelati e tagliati a pezzi (36 kcal)

1 mela, tagliata a dadini (52 kcal)

4 cucchiai di succo di limone (40 kcal)

1 cucchiaino di curry

1 pizzico di cannella

1 pizzico di cardamomo

1 pizzico di noce moscata

1 pizzico di eritritolo

Sale e pepe (0 kcal)

preparazione

Cuocere i pezzetti di asparagi fino a quando non si possono
mordere e raffreddare.

Mescolare i cubetti di mela con il succo di limone e le
spezie, sale e pepe e - se necessario - condire con un pizzico
di eritritolo.

Mescolare con cura i pezzi di asparagi e lasciare in frigo per
10 minuti.

Padella di finocchio spagnolo

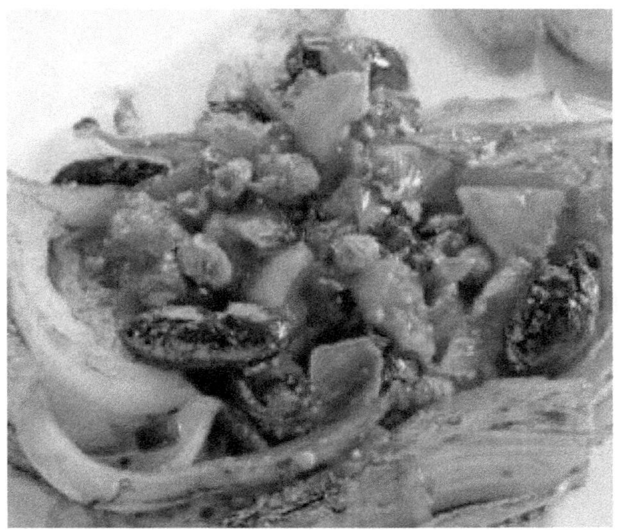

ingredienti

4 bulbi di finocchio di media grandezza, tagliati i gambi e affettati

3 spruzzi di olio d'oliva

3 spicchi d'aglio, affettati

1 limone biologico, scorza e zest

2 cucchiai di aceto di vino rosso

1 pomodoro, tagliato a piccoli cubetti

150 ml di brodo vegetale

1 cucchiaio di capperi, dal bicchiere

12 olive nere, con semi e tagliate a metà

1 cucchiaio di timo fresco, foglie colte

3 cucchiai di eritritolo

sale e pepe

preparazione

Friggere le fette di finocchio in una grande padella rivestita di olio d'oliva. Girare dopo pochi minuti e friggere brevemente le fette di aglio. Il finocchio dovrebbe essere ben rosolato. Salare, pepare e togliere dalla padella.

Mettere il limone e l'aceto nella stessa padella e portare a ebollizione. Poi aggiungere i cubetti di pomodoro con 100 ml di brodo vegetale, i capperi, le olive, il timo, l'eritritolo, il sale e il pepe. Portare a ebollizione brevemente, poi rimettere i finocchi nella padella.

Aggiungete il brodo vegetale e lasciate sobbollire il finocchio per altri 10 minuti con il coperchio chiuso. Il finocchio dovrebbe essere tenero e la salsa dovrebbe essere densa.

Distribuire i finocchi in modo uniforme sui piatti. Versarvi sopra la salsa e la scorza di limone grattugiata e servire.

Insalata estiva con funghi grigliati

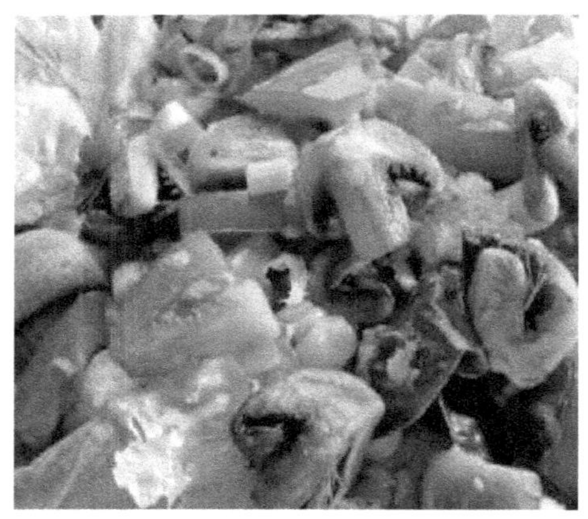

ingredienti

100 g di funghi, puliti e tagliati in quarti (

circa 15 kcal) 100 g di cetriolo serpente, tagliato in piccoli

pezzi (circa 12 kcal)

1 spicchio d'aglio, tritato finemente

1 pomodoro tagliato a pezzi (circa 70 g, 12 kcal) a

poco aneto fresco (circa 5 g, 3 kcal)

1 cipollotto tagliato ad anelli (circa 30 g, 10 kcal)

50 g di insalate a foglie miste, lavate (6 kcal)

1 cucchiaio di succo di limone (circa 8 ml, 8 kcal)

1 spruzzo di olio d'oliva

sale e pepe (0 kcal)

preparazione

Ridurre in purea il cetriolo e l'aglio e mescolare con l'aneto, il succo di limone, il sale e il pepe.

Mescolare il pomodoro e il cipollotto con le insalate di foglie e condire con la salsa di cetrioli. Condire con sale e pepe.

Scaldare la padella. Soffriggere i funghi con olio d'oliva per qualche minuto e versare sull'insalata.

Insalata di noodle veloce, asiatica

ingredienti

150 g di spaghetti Shirataki (disponibili nel negozio Asia)

100 g di tofu affumicato, tagliato a cubetti

1 piccola cipolla dolce, sbucciata e tagliata finemente ad anelli

1/2 cetriolo, lavato e tagliato a fette sottili

Possibilmente. A seconda dei vostri gusti, qualche fiocco di peperoncino o 1 cucchiaino di Sambal Oelek

4 cucchiai di latte di cocco magro

un po' di salsa di soia, a seconda dei vostri gusti

sale e pepe

preparazione

Mettere i noodles shirataki in un setaccio e sciacquarli bene con acqua. Versare l'acqua bollente sul pacchetto e lasciare per 5 minuti.

Filtrare brevemente sotto l'acqua fredda e scolare in un setaccio.

Salare le fette di cetriolo e lasciarle in infusione per 5 minuti. Poi togliete l'acqua in eccesso e mettetele in una ciotola.

Aggiungere il tofu con i restanti ingredienti al cetriolo e mescolare bene. Condire con sale, pepe e salsa di soia.

punta

Questa insalata ha un sapore sia caldo che freddo.

Insalata di cetrioli e ravanelli

ingredienti

150 g di cetriolo, tagliato a fette sottili

4 ravanelli di medie dimensioni, tagliati finemente

2 cucchiaini di aceto di sidro di mele

1 cucchiaino di succo di limone

1 cucchiaino di cipolla tritata finemente

fiocco di peperoncino

dolcificante

sale e pepe

preparazione

Mescolare tutti gli ingredienti e lasciarli in infusione in frigorifero per almeno 10 minuti.

Condire di nuovo con sale e pepe e cospargere con fiocchi di peperoncino, mangiare freddo.

Curry di verdure gialle

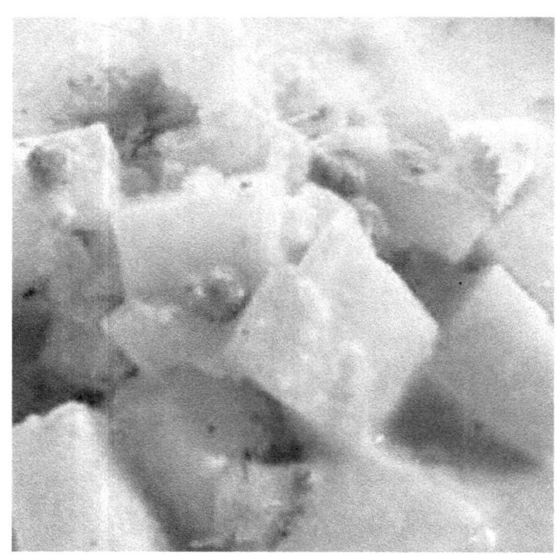

ingredienti

300 g di sedano, tagliato a cubetti

2 scalogni, tagliati finemente a dadini

1 peperoncino, senza semi, tritato finemente

1-2 spicchi d'aglio, tritati finemente

1 piccolo pezzo di zenzero fresco, tritato finemente

1 cucchiaio di succo di lime

100 g di latte di cocco magro

1 cucchiaio di buona polvere di curry (il curry dovrebbe essere il più fresco possibile, quello vecchio perde il suo sapore)

1/2 cucchiaino di pepe verde da un barattolo

Sale pepe

1/2 mazzo di coriandolo fresco, foglie spennate

preparazione

Soffriggere gli scalogni, il peperoncino, l'aglio e i cubetti di sedano in una padella per circa due minuti.

Aggiungere il latte di cocco e portare brevemente a ebollizione. Poi ridurre il calore.

Aggiungere il pepe verde, il curry in polvere e lo zenzero e continuare a cuocere a fuoco lento per 10 minuti.

Condire con sale, pepe e succo di lime. Guarnire con foglie di coriandolo.

FRITTATA ALLE ERBE

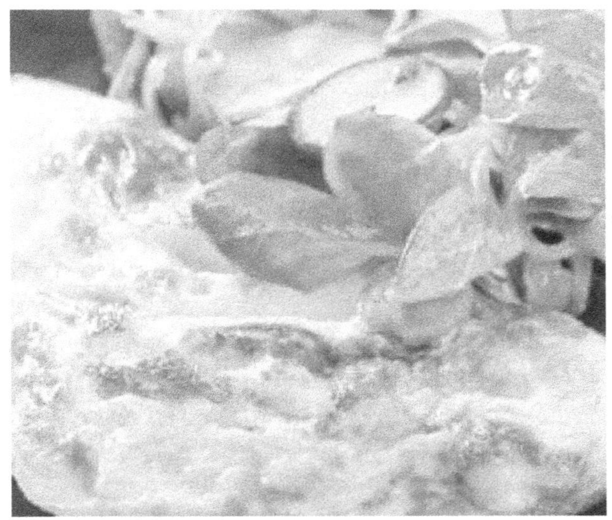

Ingredienti:

2 albumi d'uovo

1 tuorlo d'uovo

Erbe di vostra scelta, ad esempio 1/2 mazzo di erba cipollina, tagliata a rotolini sottili

1/2 cipolla piccola o 2 gambi di cipollotti, tritati finemente

1 cucchiaino di ricotta

Preparazione:

Montare 1 albume e i tuorli d'uovo con una frusta.

Mescolare 2 erbe, la cipolla e la ricotta nel composto di uova e

Friggere a frittata in una padella.

Suggerimento :

Si può anche combinare questa frittata con asparagi verdi, pomodori secchi e molti altri ingredienti. Un'insalata mista si sposa bene con questo.

Insalata estiva con tacchino alla griglia

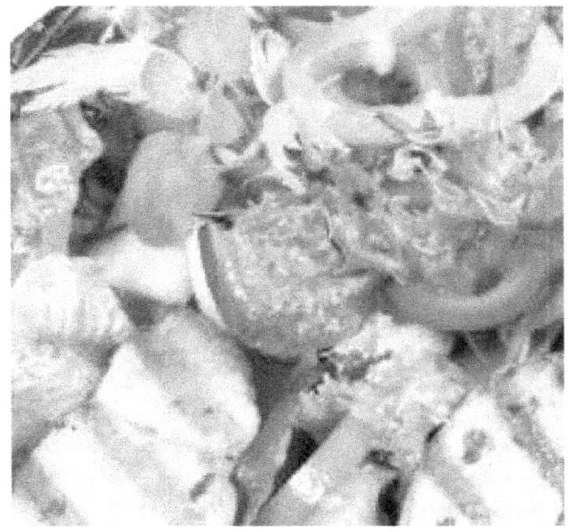

Ingredienti:

100 g di bistecca di tacchino

100 g di cetriolo, tagliato a dadini

un piccolo pezzo di peperone giallo o rosso di vostra scelta,

tagliato a strisce sottili

1 spicchio d'aglio pressato

1 pomodoro, tagliato a pezzi aneto fresco, tagliato

finemente

1 cipollotto, tagliato ad anelli

50 g di insalata a foglie, mista

1 cucchiaio di succo di limone

sale e pepe

Preparazione :

Grigliate entrambi i lati della carne per qualche minuto o friggeteli senza grassi in una padella di teflon.

Ridurre in purea 2 cetrioli tagliati a dadini con un bastoncino e mescolarli con aglio, aneto, succo di limone, sale e pepe.

Mescolare i pomodori, la lattuga, il peperone e i cipollotti.

Condire con sale e pepe.

Petto di pollo affumicato con lattuga romana e condimento di tofu

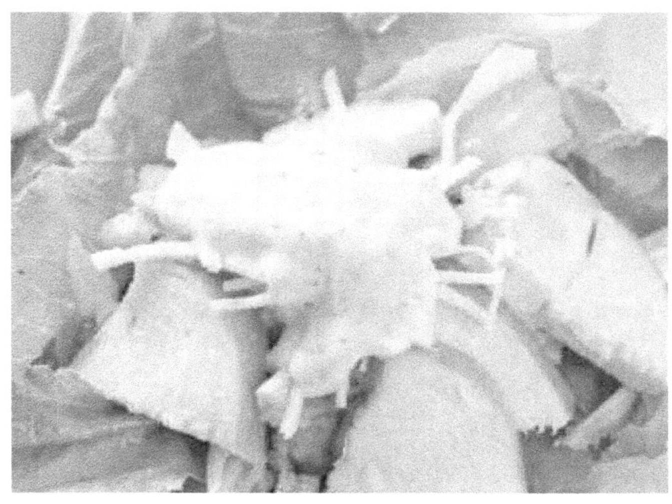

Ingredienti:

Affettato 200 g di petto di pollo affumicato

1 lattuga romana, lavata e tagliata a pezzetti

1 pezzo piccolo di sedano rapa, tagliato a strisce molto fini

200 g di tofu di seta (disponibile nei negozi di alimenti naturali / supermercati biologici)

1 piccolo spicchio d'aglio pressato

1 cucchiaio di aceto balsamico

sale e pepe

Preparazione:

Tagliare il tofu di seta a cubetti e metterlo in una ciotola alta.

Aggiungere l'aglio, l'aceto balsamico, il sale e il pepe e frullare con il frullatore a mano.

Disponete la lattuga su un piatto, distribuitevi sopra il petto di pollo, aggiungete il sedano e irrorate con il condimento.

Suggerimento :

La ricetta è anche adatta alla fase di stabilizzazione e può poi essere raffinata con un po' di olio d'oliva e crostini.

Fagiolini con roast beef

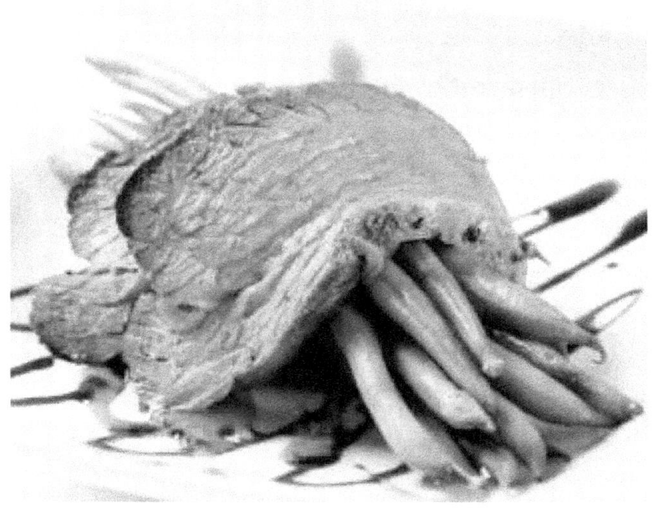

Ingredienti:

1 piccola cipolla rossa, tritata finemente

1 pomodoro, tagliato in quattro

100-150 g di fagiolini

200 ml di brodo vegetale a

poca santoreggia, tritata finemente 100 g di roast beef, tagliato sottile

1/2 cucchiaio di aceto balsamico

1/2 cucchiaino di aceto di sidro di mele

sale e pepe

Preparazione:

Lavare 1 fagioli, tagliare le estremità e cuocere fino a quando sono sodi nel brodo vegetale.

Scolare 2 fagioli e conservare 4 cucchiai di brodo vegetale per il condimento.

Mescolare aceto di sidro di mele, aceto balsamico, brodo vegetale e santoreggia per il condimento e condire con sale e pepe.

Mescolare 4 fagioli e i pomodori con il condimento.

Disporre su un piatto e coprire con le fette di roast beef e le cipolle. Pepe e sale.

Carne macinata con cagliata di erbe

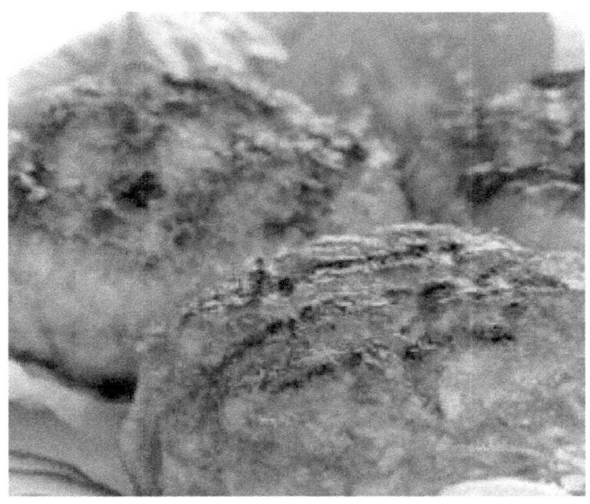

Ingredienti:

200 g di carne macinata a basso contenuto di grassi

1 cipolla, tritata finemente

1 spicchio d'aglio, tritato finemente 1 pizzico di cayenna

sale e pepe

Erba quark

1 cipolla media, tagliata finemente 1 pezzo di cetriolo, tagliato finemente erbe a piacere (ad esempio erba cipollina, aneto, dragoncello), lavate, scosse e tritate finemente 50 g di formaggio magro

Sale e pepe

insalata di vostra scelta, lavata e filata

Preparazione :

Per la bistecca tritata, mescolare il manzo tritato con cipolla e aglio e condire con sale, pepe e pepe di Caienna. Formare due hamburger e scottarli per 3 minuti su ogni lato in una padella rivestita.

Mescolare 2 cetrioli, le erbe e la cipolla con il quark e condire con sale e pepe.

Mettere 3 lattughe su due piatti e servire con carne e cagliata di erbe.

POLLO ARABO

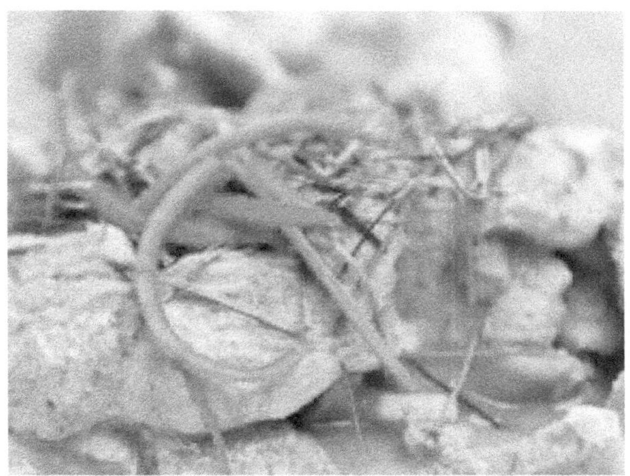

Ingredienti:

400 g di petto di pollo senza pelle, affettato

2 cipolle, tagliate a dadini

4 pomodori, tagliati finemente a dadini

1 grande spicchio d'aglio, tritato finemente

Buccia di un lime 1 pizzico di

chiodi di garofano macinati

1 pizzico di noce moscata fresca grattugiata 1 cucchiaino di curry in polvere

1/2 cucchiaino di coriandolo macinato

1 pizzico di cardamomo macinato

sale e pepe

1 mazzo di coriandolo fresco, lavato, scosso e tagliato a strisce sottili

Preparazione :

Far rosolare il petto di pollo in una padella rivestita su tutti i lati, condire con sale e pepe. Togliere dalla padella, coprire e mettere da parte.

Brasare 2 cipolle e l'aglio nella stessa padella.

Aggiungere alle cipolle 3 spezie e la buccia di lime finemente grattugiata.

Aggiungere 300 ml di acqua e i pomodori. Far sobbollire coperto per 15 minuti.

Aggiungere 4 carne alla salsa e cuocere per altri 5 minuti a fuoco basso.

Servire 5 polli con il coriandolo.

Suggerimento :

Si può cucinare questo piatto in grandi quantità e diffonderlo

su diversi pasti e congelarlo. Le spezie sono disponibili nei negozi asiatici. Aggiungete insalata o verdure a vostra scelta, come i broccoli freschi.

Verdure al wok con manzo

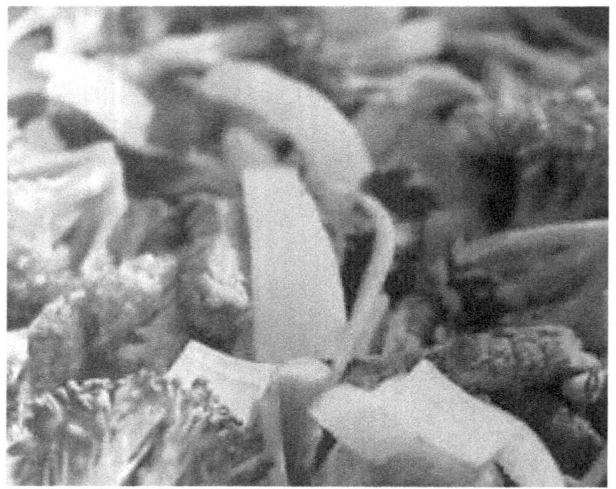

ingredienti

200g di manzo (per l'arrosto veloce)

200g di broccoli

1 peperone giallo

100g di funghi

2 cipolle piccole

1 spicchio d'aglio

eventualmente un piccolo pezzo di zenzero

1 piccolo peperoncino

5 cucchiai di salsa di soia

sale e pepe

preparazione

Dividere i broccoli in cimette e scottarli in acqua calda per qualche minuto.

Tagliare il manzo a strisce sottili.

Tagliare 2 cipolle in piccoli pezzi e tagliare l'aglio a fette sottili

Pulire, lavare, dimezzare e tritare il peperoncino e tagliarlo molto finemente.

Zenzero sbucciare e tritare finemente

Lavare i peperoni e tagliarli a strisce

Soffriggere la cipolla, l'aglio, lo zenzero e il peperoncino in un wok o in una padella rivestita, aggiungere il manzo e soffriggere caldo. Deglassare con la salsa di soia.

Mescolare i broccoli e condire con sale e pepe.

Pollo al curry

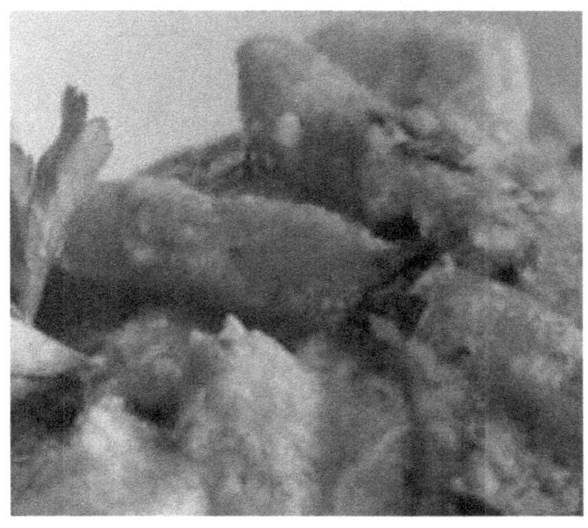

ingredienti

400 g di petto di pollo senza pelle, affettato

3 cipolle grandi, tagliate finemente a dadini

4 pomodori medi, tagliati a cubetti

pasta di spezie

2 1/2 cucchiaino di aceto di sidro di mele

1 grande spicchio d'aglio, pressato attraverso 1 cucchiaino

di zenzero fresco, tritato finemente

1 cucchiaino di concentrato di pomodoro

1 cucchiaino di garam masala

1/2 cucchiaino di paprika in polvere

1/2 pizzico di cannella

1/2 cucchiaino di cumino

1/2 cucchiaino di coriandolo

1/4 di cucchiaino di pepe di Caienna

un po' di prezzemolo liscio, tritato finemente,

come guarnizione

100 ml di brodo vegetale

preparazione

Mescolare gli ingredienti per la pasta di spezie fino ad ottenere una consistenza cremosa.

Arrostire la pasta in una padella rivestita per 3 minuti. Aggiungere le cipolle, la carne e i pomodori e soffriggere per altri 5 minuti. Aggiungere il brodo vegetale e portare a ebollizione.

Ridurre la temperatura e cuocere a fuoco lento per altri 15 minuti. Mescolando di tanto in tanto. Condire con sale e pepe.

punta

Nella fase di stabilizzazione, si possono friggere le spezie e la carne con un po' d'olio e raffinare con un po' di latte di cocco. Il riso basmati si sposa bene con questo.

Pollo arabo

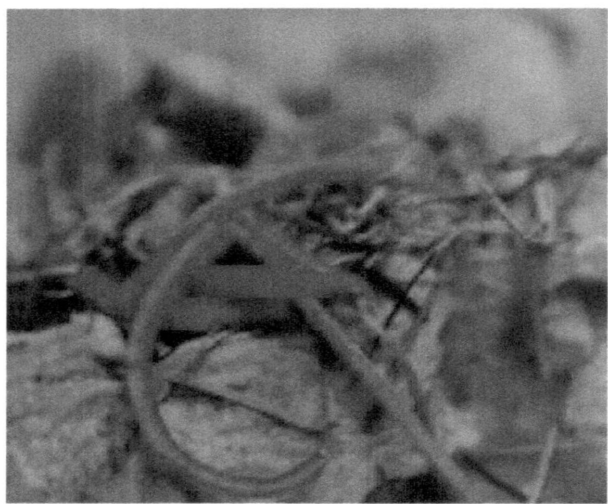

ingredienti

400g. petto di pollo senza pelle affettato

2 cipolle

4 cucchiai di pomodori in scatola o 4 pomodori freschi a cubetti

1 grande spicchio d'aglio

Buccia di un lime

1 pizzico di chiodi di garofano macinati

noce moscata appena grattugiata

1 cucchiaino di curry in polvere

1/2 cucchiaino di coriandolo macinato

1 pizzico di cardamomo macinato

sale e pepe

1 mazzo di coriandolo fresco

preparazione

Friggere il petto di pollo in una padella rivestita da tutti i lati, condire con sale e pepe. Togliere dalla padella, coprire e mettere da parte.

Sbucciare le cipolle, l'aglio, tagliare a dadini e brasare nella stessa padella.

Aggiungere le spezie e la buccia di lime finemente grattugiata alle cipolle. Aggiungere 300 ml di acqua e i pomodori. Far sobbollire coperto per 15 minuti.

Mettere la carne nella salsa e cuocere per altri 5 minuti a fuoco basso.

Lavate il coriandolo, scuotetelo, tagliatelo a strisce sottili e servitelo con il pollo.

Si accompagna all'insalata o alle verdure di vostra scelta, come i broccoli freschi

Cavolo rosso con pollo alla senape

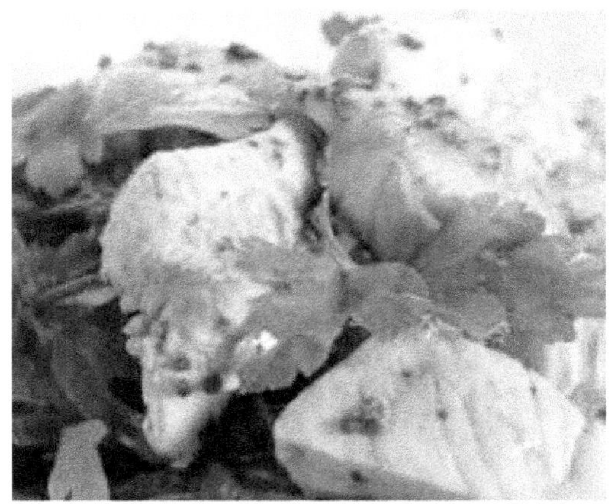

ingredienti

200 g di petto di pollo a fette

1 piccolo cavolo rosso, tagliato a pezzi

2 cucchiai di aceto di sidro di mele

1/2 tazza di brodo vegetale

2 spicchi d'aglio schiacciati

1 cipolla piccola, tritata finemente

2-3 cucchiaini di senape (senza zucchero)

1 pizzico di dolcificante

polvere di paprika

sale e pepe

preparazione

Portare a ebollizione 1 brodo vegetale, la cipolla e l'aglio. Aggiungere l'aceto e il cavolo rosso, il sale, il pepe e continuare a cuocere coperto fino a quando quasi tutto il liquido è evaporato. Mescolare di tanto in tanto.

Portare a ebollizione un po' di brodo, la senape e il dolcificante in una seconda casseruola, aggiungere il pollo affettato e la paprika in polvere.

Condire con sale e pepe e cuocere fino a quando il pollo è fatto e il liquido è evaporato.

Servire il pollo sul cavolo rosso.

punta

Il piatto è anche adatto per il foglio di arrosto.

Roast beef con pomodori e capperi

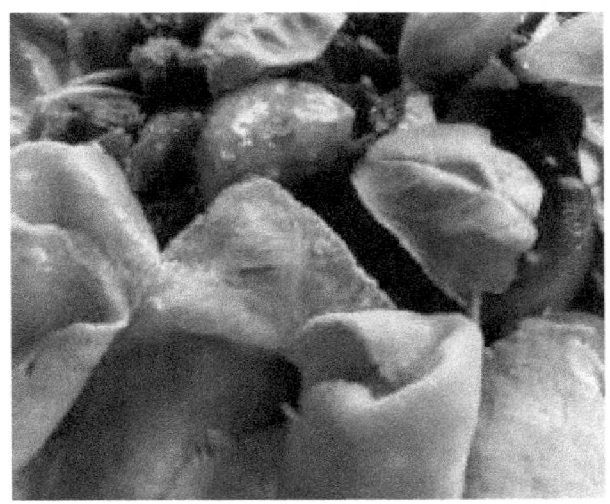

ingredienti

200 g di roast beef, acquistato, senza grasso

20 g di capperi

40 g di pomodori secchi (senza olio), tagliati a strisce sottili

10 pomodori ciliegia, dimezzati, gialli o rossi

1 spicchio d'aglio, sbucciato e tritato finemente

250 g di fagiolini, lavati e con le estremità tagliate

basilico fresco

1 pizzico di eritritolo (sostituto dello zucchero senza calorie)

1 cucchiaio di aceto balsamico senza zucchero

1 goccia di salsa di soia

sale e pepe

preparazione

Cuocere i fagioli in acqua bollente salata fino a quando non sono pronti a mordere per circa 8-10 minuti. Poi spegnere e versare l'acqua.

Soffriggere l'aglio e metà del pomodoro in una padella rivestita. Deglassare con aceto balsamico e soia.

Mettete i fagioli su un piatto grande e serviteli con i pomodorini e i capperi rimasti. Salare e pepare.

Distribuire i pomodori al vapore, aggiungere il roast beef e guarnire con basilico fresco, servire.

Suggerimento:

Capperi, i capperi hanno solo 23 kcal per 100 g. Quindi sono ideali per la dieta hCG.

Al posto dei fagioli, se vuoi andare veloce, puoi anche usare l'insalata.

Carne macinata con crauti e mele

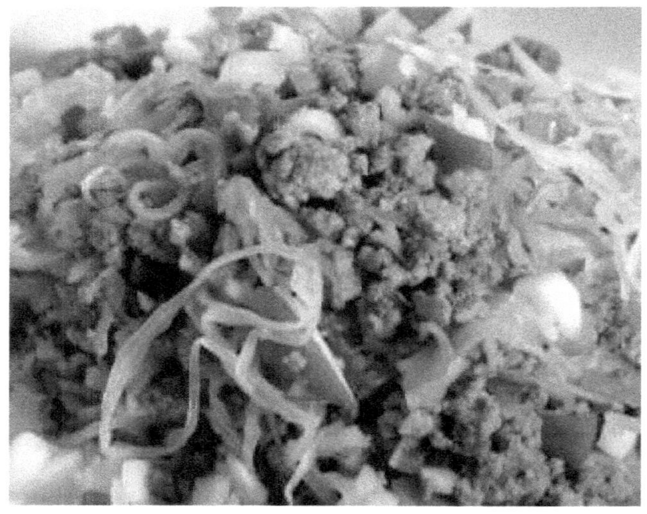

ingredienti

200 g di manzo magro tritato

1 cipolla, tagliata a strisce sottili 300 g di crauti

1 mela piccola, tagliata a cubetti

1 cucchiaio di paprika in polvere, dolce nobile

1 cucchiaio di salsa di soia

2 cucchiai di prezzemolo tritato

Sale e pepe

1 pizzico di dolcificante

preparazione

Mescolare 1 carne macinata con sale, pepe e paprika dolce in polvere. Friggere in una padella con 1 cucchiaio di salsa di soia per 3-4 minuti e togliere.

Brasare 2 cipolle in una padella fino a quando sono traslucide con un po' d'acqua. Aggiungere i crauti e continuare la cottura per 15-20 minuti, mescolando. Condire con sale, pepe e un pizzico di dolcificante.

Mescolare la miscela di erbe con il macinato e la mela. Lasciare riscaldare di nuovo il tutto e servire cosparso di prezzemolo.

Vitello alla fiorentina

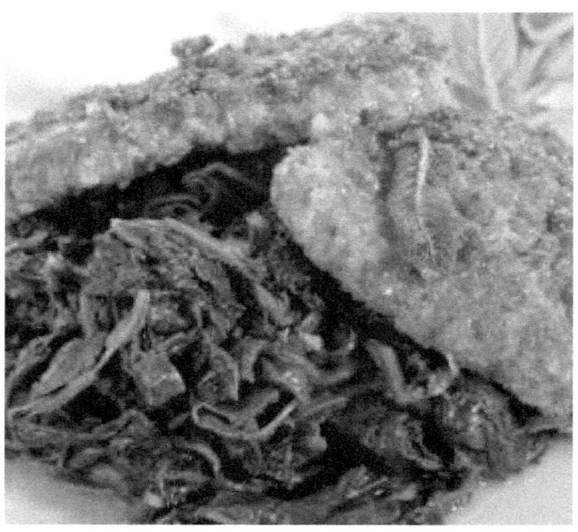

ingredienti

100 g di cotoletta di vitello disossata, sostituire la bistecca di tacchino

100 g di spinaci surgelati

1 cucchiaio di brodo vegetale senza grassi

1 fetta di pane croccante

2 cucchiai di succo di limone

1 spicchio d'aglio, tritato finemente 1/2 cipolla piccola,
tritata finemente salvia fresca

1 pizzico di paprika in polvere a

poca scorza di limone grattugiata sale e pepe

preparazione

Battere 1 braciola. Grattugiare finemente il pane croccante
e mescolarlo con la buccia di limone grattugiata e la paprika
in polvere.

Poi immergere la carne prima nel succo di limone e poi
nella miscela di pane croccante e friggere senza grasso.
Aggiungete la salvia e continuate ad arrostire la carne fino a
quando non sarà diventata marrone chiaro. Togliere la

carne dalla padella e togliere gli ingredienti preparati nella padella con il brodo vegetale.

Aggiungere 3 aglio e cipolla.

Infine aggiungere gli spinaci, far sobbollire dolcemente e condire con sale e pepe.

punta

Si può anche usare la bietola al posto degli spinaci.

Pesce marinato su verdure

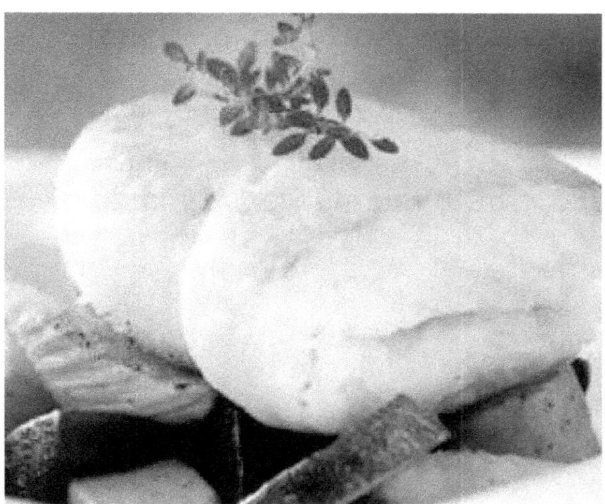

Ingredienti:

Pesce e verdure

2 filetti di pesce di 250 g

(es. sogliola, scorfano, merluzzo) 2 pomodori, tagliati a dadini

verdure di vostra scelta:

per esempio 1 zucchina, affettata e

1 finocchio, tagliato a spicchi

marinata

1 spicchio d'aglio, pressato attraverso 1 cipolla, tritata finemente

1/2 mazzo di prezzemolo, tritato finemente 1/2 mazzo di coriandolo, tritato finemente

1 cucchiaino di succo di limone

0,5 g di zafferano

1 pizzico di pepe di Caienna

1 cucchiaino di paprika in polvere, dolce nobile 2 cucchiai di brodo vegetale

sale e pepe

Preparazione :

1 Mescolare tutti gli ingredienti per la marinata.

2 Lavare il pesce e asciugarlo. Tre volte su entrambi i lati

Tagliare 1 cm in profondità e strofinare con la marinata.
Marinare per 1 ora.

Preriscaldare il forno a 200°C (forno ventilato 180°C).

Lessare 4 finocchi in acqua bollente salata per 8 minuti e
scolare. Sbollentare le zucchine per 2 minuti.

Mettere 5 verdure e i pomodori in una teglia. Mettere il
pesce sulle verdure. Versare la marinata e cuocere in forno
per 25-30 minuti, a seconda dello spessore dei filetti di
pesce.

Insalata seefood

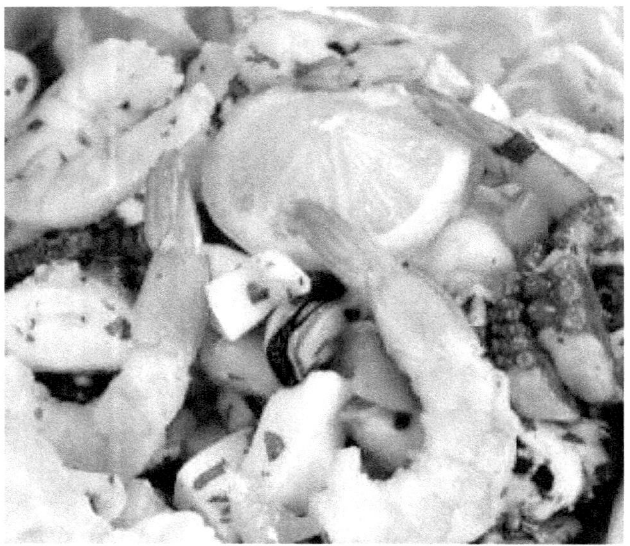

Ingredienti:

3 gamberetti sgusciati crudi (circa 50 g) 50 g di anelli di calamaro, tagliati a strisce sottili

2 bastoncini di sedano, tagliati a strisce sottili

3 foglie di lattuga

1 pomodoro

1 cipollotto, tagliato ad anelli sottili

1 cucchiaio di succo di limone, un

poco dolcificante

sale e pepe

Preparazione :

Sbollentare brevemente il pomodoro in acqua calda e togliere la buccia. Tagliare a piccoli cubetti.

Arrostire 2 cipollotti e il sedano fino a quando non sono mordibili in una padella e privi di grasso.

Tagliare 3 gamberi sul dorso, rimuovere l'intestino scuro, poi lavare, asciugare e tagliare a metà. Friggere le metà dei gamberi e gli anelli di calamaro su entrambi i lati in una padella.

Mescolare il succo di limone con pepe, sale e dolcificante.

Lavare l'insalata e centrifugarla. Disporre su un piatto.

Condire i pomodori, il sedano, i cipollotti con la salsa,

condire a piacere e guarnire con i frutti di mare tiepidi.

PESCE SU PAK CHOI

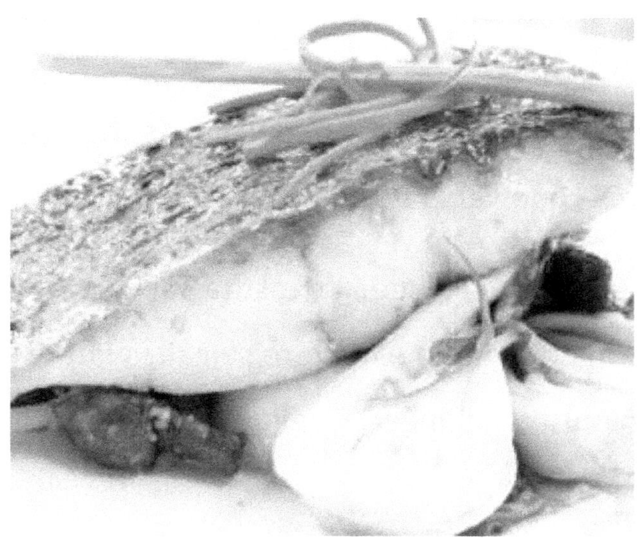

Ingredienti:

120 g di pesce bianco, ad esempio lucioperca o merluzzo

2 St. Pak Choi, lavati e tagliati in quarti

3 funghi marroni piccoli, in quarti

50 ml di brodo vegetale

1 piccolo spicchio d'aglio, tritato finemente

sale e pepe

Preparazione :

Friggere 1 Pak Choi con i funghi in una padella rivestita, aggiungere un po' di brodo vegetale se necessario.

Far rosolare il pesce in un'altra padella rivestita sul lato della pelle. Girare con attenzione e friggere sull'altro lato per qualche altro minuto. Aggiungere l'aglio e soffriggere brevemente.

Salare e pepare, servire con il Pak Choi.

Pesce con finocchio e pompelmo

PESCE CON FINOCCHIO E POMPELMO

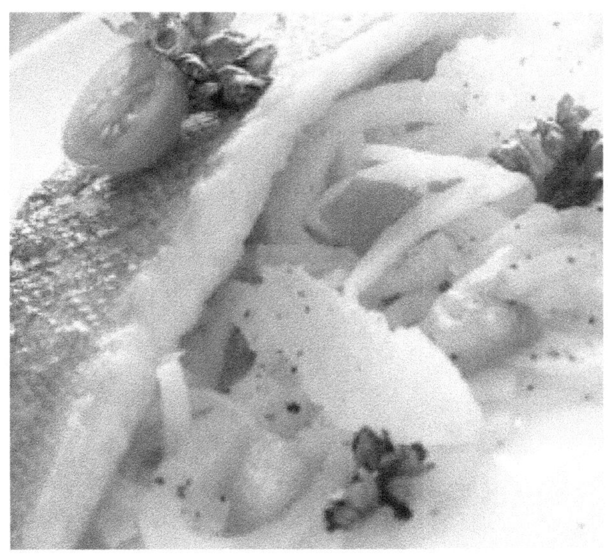

INGREDIENTI :

100 G DI PESCE BIANCO

1 POMODORO, TAGLIATO FINEMENTE

1/4 DI POMPELMO, DIVISO IN QUARTI E TAGLIATO IN FINE

FETTE 1/2 FINOCCHIO, TAGLIATO A FETTE SOTTILI

1 CUCCHIAIO DI BRODO VEGETALE

1 PICCOLO SPICCHIO D'AGLIO, TRITATO FINEMENTE 1

PICCOLA CIPOLLA, TRITATA FINEMENTE

SALE E PEPE

BASILICO FRESCO, TAGLIATO A STRISCE SOTTILI, O

PREZZEMOLO, TRITATO

PREPARAZIONE :

FRIGGERE 1 FINOCCHIO IN UNA PADELLA RIVESTITA,

AGGIUNGERE UN PO' DI BRODO VEGETALE SE NECESSARIO.

METTERE 2 CIPOLLE E L'AGLIO IN UNA SECONDA PADELLA

RIVESTITA E BRASARE BREVEMENTE, POI AGGIUNGERE IL

PESCE E FRIGGERE DELICATAMENTE SU ENTRAMBI I LATI.

DOPO QUALCHE MINUTO, AGGIUNGERE IL POMODORO, IL

BASILICO FRESCO E GLI SPICCHI DI POMPELMO. SALARE E

PEPARE E SERVIRE CON I FINOCCHI.

PADELLA DI GAMBERI CON INSALATA SU SALSA FRANCESE

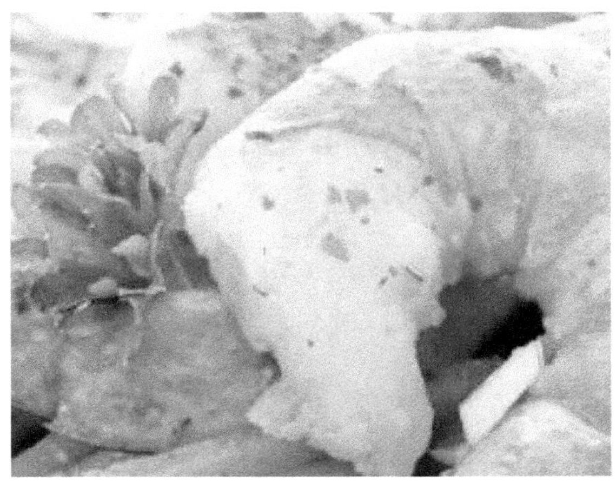

Ingredienti:

Gamberi:

5-6 gamberetti, circa 120 g

2 cipolle piccole, tagliate ad anelli sottili

1 piccolo spicchio d'aglio, tagliato a fette sottili,

prezzemolo liscio, spennato e tritato Sale e pepe

2 spruzzi di succo di limone

Insalata:

50 g di lattuga iceberg, lattuga verde o altra lattuga a foglie

100 ml di brodo vegetale

2 cucchiai di aceto di sidro di mele

2 cucchiai di succo di limone

1⁄4 cucchiaino di rafano

1⁄4 cucchiaino di senape dijon (senza zucchero) pepe di Caienna, sale

eventualmente dolcificante

Preparazione :

Per il condimento francese, mescolare il brodo vegetale, l'aceto di sidro di mele e il succo di limone in una casseruola, aggiungere il rafano, la senape di Digione e le spezie e scaldare brevemente e lasciare raffreddare di nuovo.

Tagliare 2 gamberi sul dorso, rimuovere l'intestino scuro, poi lavare e asciugare.

Friggere 3 gamberi in una padella antiaderente senza grasso; soffriggere brevemente le cipolle e l'aglio, poi condire con sale, pepe e succo di limone.

Lavare e asciugare la lattuga, mescolare con il condimento francese e servire con i gamberi.

CETRIOLO RIPIENO CON GAMBERI

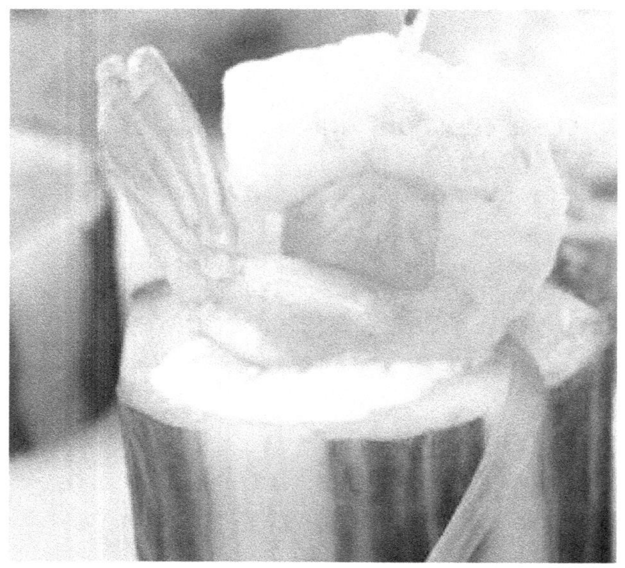

Ingredienti:

200 g di gamberi cotti

1 cetriolo, sbucciato, privato dei semi e tagliato a fette
spesse

250 g di cagliata a basso contenuto di grassi o senza grassi

1 pz di zenzero fresco di circa 2 cm, tagliato molto
finemente

1/2 mazzo di coriandolo fresco, tritato finemente

sale e pepe

Preparazione :

1 Disporre i pezzi di cetriolo su due piatti.

Mettere 2 zenzeri con il coriandolo nel frullatore. Riservare qualche foglio per guarnire. Aggiungere il quark, il sale e il pepe e mescolare il tutto brevemente.

Sbollentare 3 gamberi in acqua salata per qualche minuto.

Disporre 4 masse di ricotta dentro e intorno al cetriolo e con i gamberi

e guarnire le foglie di coriandolo.

GAMBERI COTTI CON SALSA BARBECUE

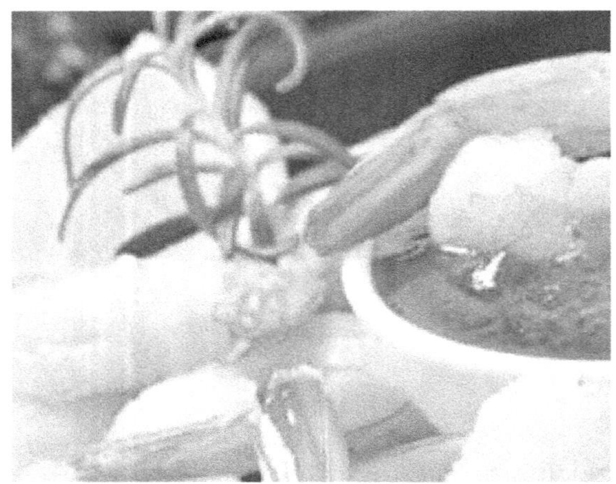

Ingredienti:

240 g di gamberi cotti (congelati)

Salsa barbecue:

100 g di concentrato di pomodoro

50 ml di aceto di sidro di mele

3 cucchiai di succo di limone

2 o 3 spruzzate di Tabasco

1 cipolla, tagliata finemente

2 spicchi d'aglio, tagliati finemente

1 pizzico di peperoncino in polvere

1/2 cucchiaino di salsa di soia

1 cucchiaino di prezzemolo tritato finemente pepe di Caienna

Sale e pepe

dolcificante (stevia o eritritolo)

Preparazione:

Scongelare 1 gambero.

Mescolare tutti gli ingredienti per la salsa barbecue in una piccola casseruola e portare a ebollizione. Far sobbollire per cinque minuti e aggiungere un po' d'acqua se necessario.

Servire 3 gamberi freddi o sbollentare brevemente in acqua calda.

Suggerimento:

Preparate la salsa barbecue in grandi quantità. È versatile e si sposa bene con carne alla griglia, pesce, hamburger o spaghetti di zucchine.

Filetto di lucioperca su verdure al sedano

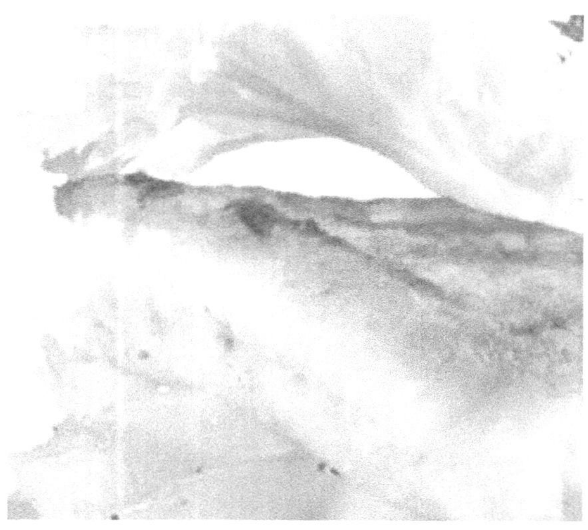

Ingredienti:

200 g di filetto di lucioperca o altro pesce bianco

1/2 sedano rapa, sbucciato e tagliato a cubetti

2 gambi di sedano, tagliati in piccoli pezzi

200 ml di brodo vegetale senza grassi

1 pizzico di noce moscata

2 cucchiai di yogurt magro

sale e pepe

Preparazione :

Scaldare 1 200 ml di acqua con brodo vegetale in una

piccola casseruola e aggiungere un po' di sale.

Cuocere 2 sedani e tuberi nel brodo vegetale fino a quando

sono morbidi.

Condire con yogurt, sale e pepe e con un po' di noce

moscata

Speziare.

Far rosolare il filetto di lucioperca in una padella rivestita dal lato della pelle, girare e, a seconda dello spessore, finire di friggere in 5-7 minuti.

Disporre sulle verdure di sedano e guarnire con il verde di sedano.

Scampi affilati con wasabi

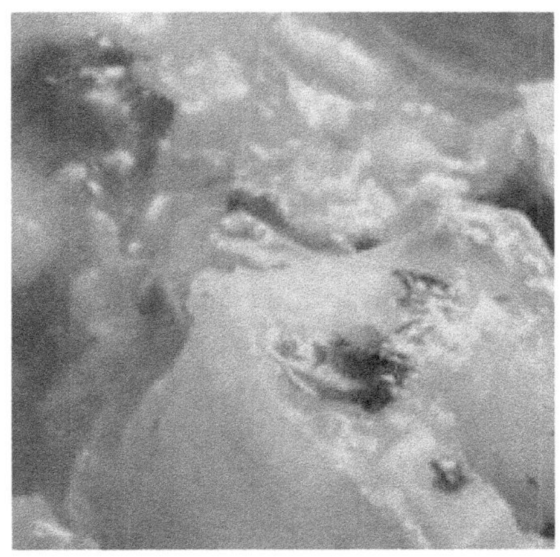

ingredienti

100 grammi di gamberi o gamberetti

1/2 cucchiaino di succo di limone

1 cucchiaino di cipolla tagliata finemente

tritato finemente dello zenzero fresco

1/4 di cucchiaino di polvere di wasabi o da un tubo

eventualmente 1 pizzico di aglio in polvere

un po' di prezzemolo o coriandolo fresco

sale e pepe

1 pizzico di dolcificante (stevia o eritritolo)

2-3 foglie di lattuga iceberg

preparazione

Mescolare il wasabi con il succo di limone e lasciarlo riposare per un minuto.

Friggere i gamberi con le cipolle, aggiungere lo zenzero e l'aglio in polvere. Deglassare con il succo di limone wasabi.

Lavare il prezzemolo o il coriandolo, scuotere e tritare finemente, aggiungere ai gamberi.

Disporre la lattuga iceberg su un piatto e distribuirvi sopra i granchi.

Gamberi cotti con salsa barbecue

Gamberi cotti con salsa barbecue

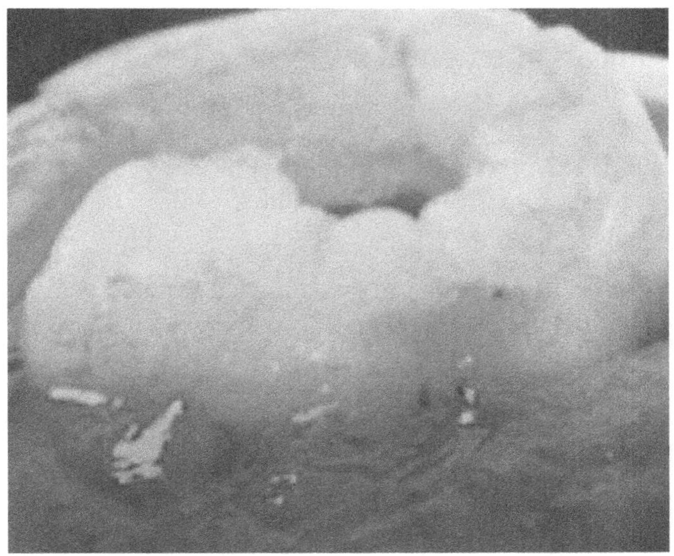

ingredienti

240 g di gamberi cotti (congelati)

Per la salsa barbecue:

100 g di concentrato di pomodoro

50 ml di aceto di sidro di mele

3 cucchiai di succo di limone

2 o 3 trattini di Tabasco

1 cipolla, tagliata finemente

2 spicchi d'aglio, tagliati finemente

1 pizzico di peperoncino in polvere

1/2 cucchiaino di salsa di soia

1 cucchiaino di prezzemolo, tritato finemente

Pepe di Caienna

sale e pepe

Dolcificanti (stevia o eritritolo)

preparazione

Scongelare i gamberi

Mescolare tutti gli ingredienti per la salsa barbecue in una piccola casseruola e portare a ebollizione. Far sobbollire per cinque minuti e aggiungere un po' d'acqua se necessario.

Servire i gamberi freddi o scottarli brevemente in acqua calda. Accompagnare con un'insalata verde

punta

Preparate la salsa barbecue in grandi quantità. È versatile e si sposa bene con carne alla griglia, pesce, hamburger o spaghetti di zucchine.

Carpaccio di barbabietola con gamberi

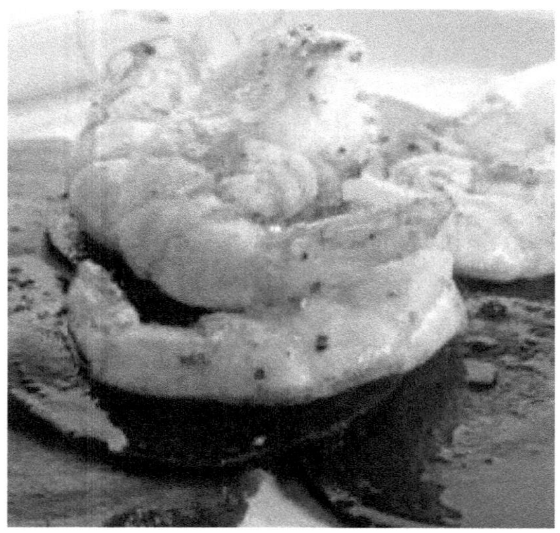

ingredienti

200 g di barbabietola (cotta)

200 g di gamberetti

4 foglie di cicoria

1/2 arancia, sbucciata e tagliata in piccoli pezzi

1 cucchiaio di aceto balsamico leggero

1 cucchiaio di succo di lime

sale e pepe

preparazione

Tagliare la barbabietola cotta a fette sottili e disporre su 2 piatti. Salare e pepare.

Sgusciare 2 gamberi, togliere il budello, asciugare e friggere su entrambi i lati in una padella rivestita.

Mescolare il succo di 3 lime e l'aceto balsamico e versare sulla barbabietola.

Coprire i 2 pezzi di cicoria con i pezzi di arancia, distribuire i gamberi sui piatti e guarnire con le foglie di cicoria.

punta

Questo piatto raffinato, leggero e rinfrescante è anche adatto come antipasto per la fase di stabilizzazione.

Trota affumicata con torrette di barbabietole e mele

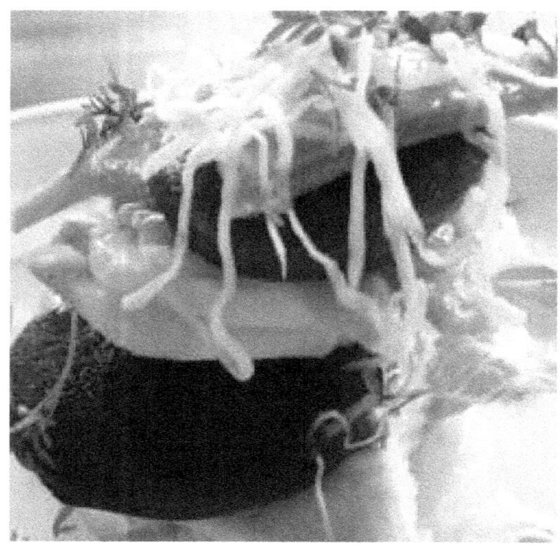

ingredienti

100 g di trota affumicata, tagliata a pezzi

1 mela crostata, sbucciata, snocciolata e tagliata a spicchi
sottili

2 cucchiaini di succo di limone fresco

1 gambo di sedano, tagliato a fette inclinate e molto fini

2 foglie di lattuga, lavate e tagliate a pezzi

1 barbabietola da tubero (già cotta e confezionata
sottovuoto), affettata finemente o tagliata a fette molto fini
con un coltello

1 cucchiaio di aceto di sidro di mele

60 ml di yogurt, 0,2% di grassi

1-2 cucchiai di rafano fresco grattugiato

sale e pepe

Cospargere di crescione

preparazione

Irrorare le fette di mela affettate con il succo di limone

Irrorare la barbabietola con l'aceto di sidro di mele

Mescolare lo yogurt con rafano fresco grattugiato, sale e
pepe

Mettere tre o quattro penne di mela al centro del piatto per
servire. Spalmate sopra 1 cucchiaio di yogurt al rafano.
Distribuitevi sopra alcune fette di sedano e foglie di lattuga,
un pezzo di trota e una fetta di barbabietola. Creare un
altro turno in questo ordine.

Servire cosparso di crescione e scaglie di rafano fresco.

punta

La combinazione ha un sapore delizioso e fresco!

Frittata asiatica

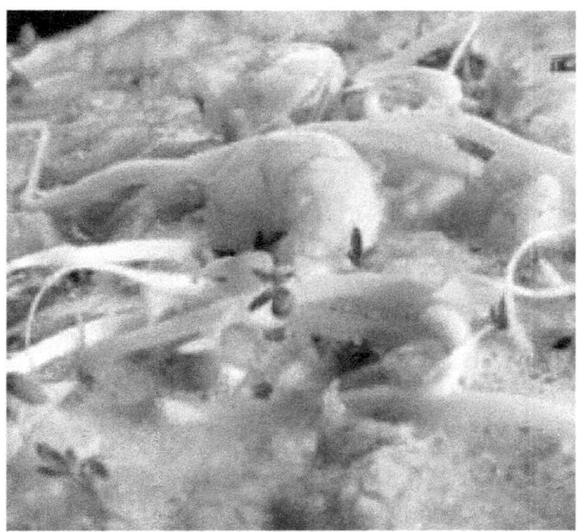

ingredienti

4 albumi, 2 tuorli

100 g di gamberi surgelati (precotti)

2 cipollotti, tagliati in anelli sottili

100 g di germogli di fagioli mung

1 punta di coltello di fiocchi di peperoncino

2 cucchiai di salsa di soia

un po' di crescione fresco

preparazione

Scongelare i gamberi

Mescolare l'albume con il tuorlo d'uovo e la salsa di soia fino ad ottenere un composto omogeneo.

Lavare i gamberi, asciugarli e tritarli grossolanamente.

Mescolare i cipollotti insieme ai germogli di fagioli mung nel composto di uova. Condire con i fiocchi di peperoncino.

Mettere il composto in una padella rivestita e lasciarlo cuocere per 6-8 minuti a fuoco medio.

Cospargere con del crescione fresco.

Tagliare la frittata a strisce e servire con un po' di salsa di soia.

Trota con cetrioli e ravanelli

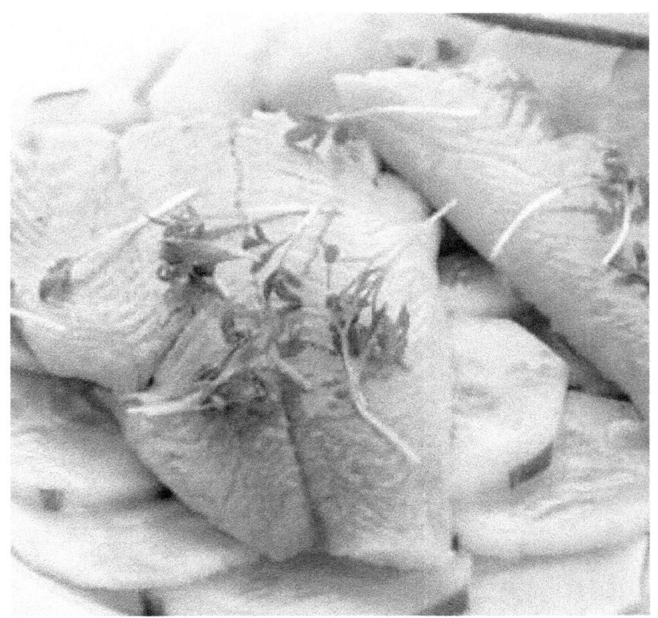

ingredienti

100 g di filetto di trota

1 cucchiaio di salsa di soia

1 cucchiaio di succo di limone

100 g di ravanello

100 g di cetriolo

1/2 scatola di crescione fresco

edulcoranti

preparazione

Utilizzare 1 pesce intero o tagliato in pezzi da 2 cm.

Mescolare 2 succo di limone, salsa di soia e dolcificante.

Lavare 3 cetrioli e tagliarli a fette sottili.

Fare lo stesso con i ravanelli. Disporre a ventaglio su un piatto.

4 Far passare brevemente il pesce nella marinata e metterlo sul piatto. 5 Spalmare la marinata e guarnire con del crescione fresco.

Composta di rabarbaro e mele

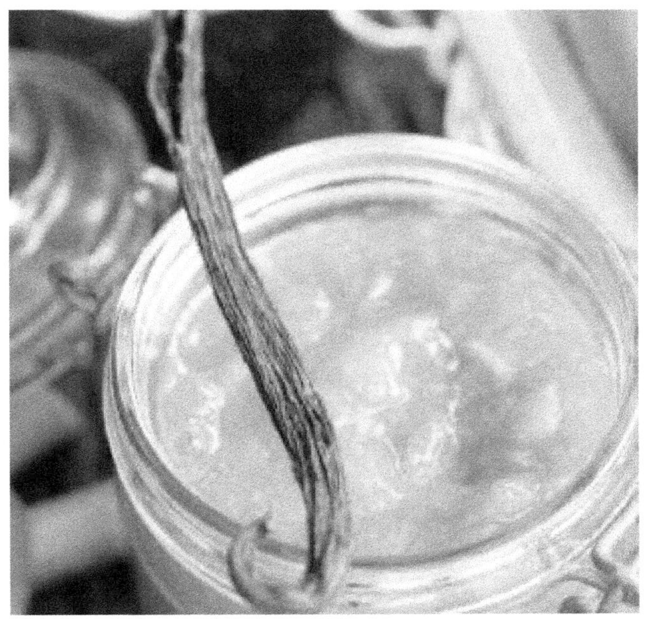

Ingredienti:

4 bastoncini di rabarbaro

2 mele

150 ml di acqua

1 baccello di vaniglia

edulcoranti

cannella

Preparazione:

Lavare 1 rabarbaro e togliere la buccia esterna. Tagliare a fette di circa 1 cm di spessore.

Sbucciare 2 mele, togliere il torsolo e tagliarle in piccoli pezzi. Mettere in una casseruola con il rabarbaro e mettere su con un po' d'acqua.

Tagliare 3 baccelli di vaniglia, raschiare la polpa e metterla nella pentola insieme al baccello. Cuocere a fuoco lento per circa 5 minuti fino a quando la frutta è morbida. Eventualmente aggiungere dell'acqua.

Condire con cannella e dolcificante.

Suggerimento:

Può essere mangiato come piatto principale con ricotta magra, yogurt o quark.

Meringa alla fragola

Ingredienti:

16 fragole

4 albumi d'uovo

2 cucchiai di stevia o 5 cucchiai di eritritolo

1 pizzico di vaniglia fresca o 1 pizzico di cannella macinata

Preparazione:

Preriscaldare 1 forno a 130°C.

Sbattere gli albumi con l'eritritolo o la stevia a neve ferma.
3 Foderare la teglia con carta da forno.

Usate un cucchiaio per fare delle piccole forme con la massa proteica e distribuitele sulla teglia. Se vuoi che il risultato sia perfetto, puoi anche spremere la massa attraverso una sacca da pasticcere.

Cuocere per 30-40 minuti.

Lavare 6 fragole e tagliarle a fette. Qualcosa di dolce e

mettere in 4 piccole ciotole. Mettere la meringa in cima e cospargere di cannella o vaniglia.

Suggerimento :

Se volete, potete mescolare parte della massa proteica con un po' di purea di fragole e fare delle meringhe bicolori.

Yogurt congelato con salsa di limone e menta

Ingredienti:

2 tazze di yogurt magro da 200 g ciascuna

3 fogli di gelatina

1 1/2 - 2 limoni non trattati

1/2 mazzo di menta fresca

1 cucchiaio di stevia o 2-3 cucchiai di eritritolo

Preparazione :

Togliere 1 yogurt dal frigorifero. Dovrebbe essere a temperatura ambiente per ulteriori usi.

Immergere brevemente la gelatina in una ciotola con acqua fredda.

Sciacquare i limoni e tagliare la buccia in pezzi più piccoli. Rimuovere i semi e ridurli in purea nel frullatore.

Lavare 4 mentine e tritarle finemente e aggiungerle ai limoni con stevia o eritritolo e continuare a frullare nel frullatore. La salsa di limone e menta è pronta.

Strizzare la gelatina e scioglierla in poca acqua calda. Mescolare con lo yogurt e la salsa di limone e menta. Riempire dei bicchieri da dessert o da vino e mettere in frigo per qualche ora.

Guarnire con foglie di menta.

Suggerimento :

Invece della salsa di limone e menta, si può anche mangiare il frozen yogurt con 200 g di frutti di bosco freschi (per esempio mirtilli o fragole).

Frutta con crema di formaggio

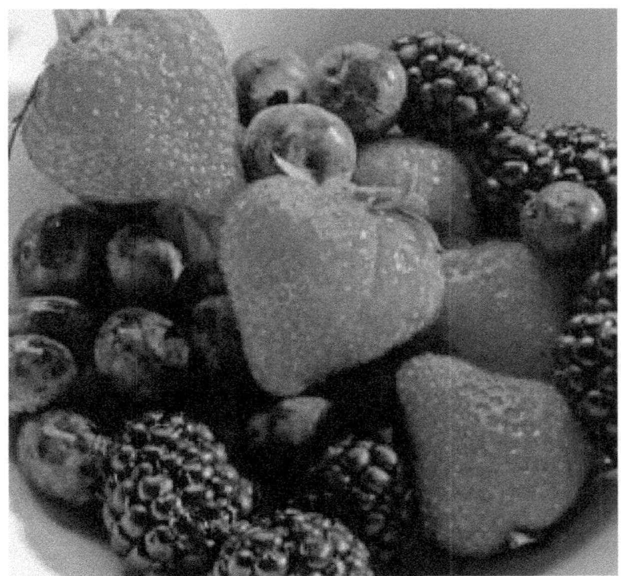

ingredienti

una manciata di bacche consentite, come fragole, lamponi, mirtilli

100g di ricotta a basso contenuto di grassi (1% di grassi)

cannella

un po' di curcuma

un po' di eritritolo

preparazione

Mettere le bacche in una piccola ciotola

Mettere la ricotta al centro e cospargere di cannella,
curcuma ed eritrotolo

punta

Puro o con yogurt magro 0,2% di grassi

Formaggio al mirtillo

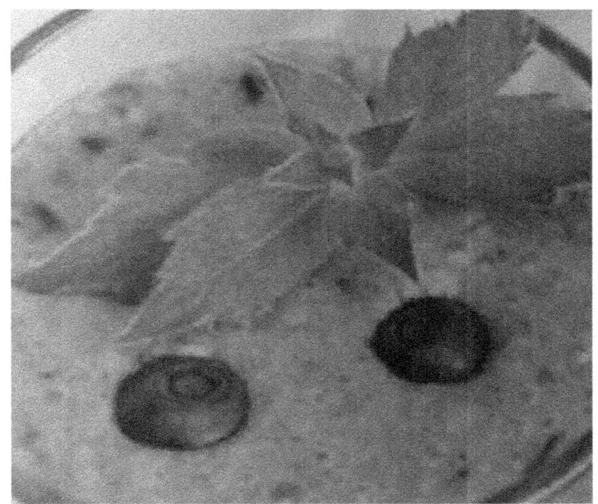

ingredienti

250 g di mirtilli (opzionalmente fragole)

400 g di cagliata a basso contenuto di grassi, preferibilmente lo 0% di grassi

4 cucchiai di eritritolo o qualche goccia di stevia

2 foglie di menta

preparazione

Lavare accuratamente le bacche e metterle in un setaccio.
Scongelare le bacche congelate.

Mescolare i frutti di bosco con gli altri ingredienti e
aggiungere 3 cubetti di ghiaccio in un frullatore. Ridurre in
purea, riempire i bicchieri e servire immediatamente.
Guarnire con foglie di menta.

Salsa di mele con ricotta

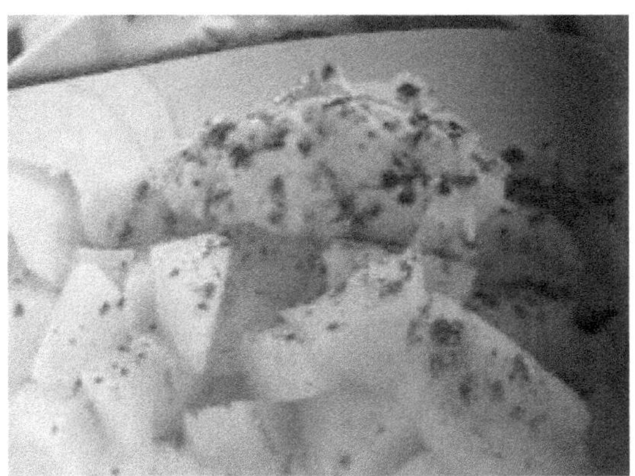

Ingredienti:

1 mela, sbucciata, con semi e tagliata a dadini

un po' d'acqua

1 goccia di limone

eventualmente un po' di dolcificante

1 cucchiaio di ricotta

cannella

preparazione

Mettere 1 mela in una piccola casseruola con un po'
d'acqua e una spruzzata di limone e stufare per 10 minuti.
Forse un po' dolce.

Mettere 2 mele su un piatto, aggiungere la ricotta e servire
cosparso di cannella.

punta

Oltre alla colazione giornaliera a base di frutta, arancia,
mela, papaya e bacche, questa è una bella alternativa.

Fase di stabilizzazione

INSALATA RAFFINATA CON CONDIMENTO DI ROQUEFORT
AL PARMIGIANO

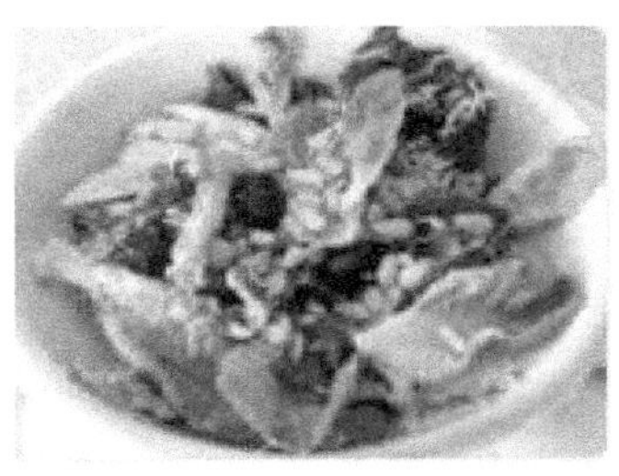

INGREDIENTI:

500-600 G DI INSALATE MISTE (AD ESEMPIO RADICCHIO,
INDIVIA, VALERIANELLA, CICORIA, LAVATE, CENTRIFUGATE
E TAGLIATE A PEZZETTI)

50 G DI OLIVE NERE SNOCCIOLATE

8 SCOLARE I FILETTI D'ACCIUGA (LATTINA) DALL'OLIO E
TRITARLI FINEMENTE

SCHIACCIARE 30 G DI NOCI O PINOLI, OPZIONALMENTE NOCI, NOCCIOLE O ANACARDI.

4 FETTE DI PANE INTEGRALE, TOSTATE

1 MELA ACIDA, SENZA TORSOLO E TAGLIATA A FETTE MOLTO SOTTILI.

VESTIZIONE:

100 G DI PANNA ACIDA O YOGURT DI LATTE INTERO

1 BEL PIZZICO DI PANNA

2 CUCCHIAI DI RAFANO (VETRO)

20 G DI PARMIGIANO ITALIANO O GRAN PADANO, GRATTUGIATO FINEMENTE

30 G DI FORMAGGIO ROQUEFORT

PEPE SALATO

1 PIZZICO DI DOLCIFICANTE COME L'ERITRITOLO O LO XILITOLO

FRITTELLE DI PEPERONCINO

PREPARAZIONE:

PER IL CONDIMENTO, METTERE TUTTI GLI INGREDIENTI IN UNA CIOTOLA, SCHIACCIARE IL ROQUEFORT CON UNA FORCHETTA E MESCOLARE BENE.

ARROSTIRE LE NOCI O I PINOLI IN UNA PADELLA SENZA GRASSO FINO A QUANDO NON SONO DI COLORE MARRONE CHIARO.

AGGIUNGERE L'INSALATA E LE ACCIUGHE AL CONDIMENTO E MESCOLARE BENE.

STENDERE L'INSALATA SU UN PIATTO. DISPORRE LE MELE, LE OLIVE E LE NOCI / PINOLI SULL'INSALATA E SERVIRE CON IL PANE TOSTATO.

FINOCCHI AL FORNO CON FORMAGGIO DI CAPRA

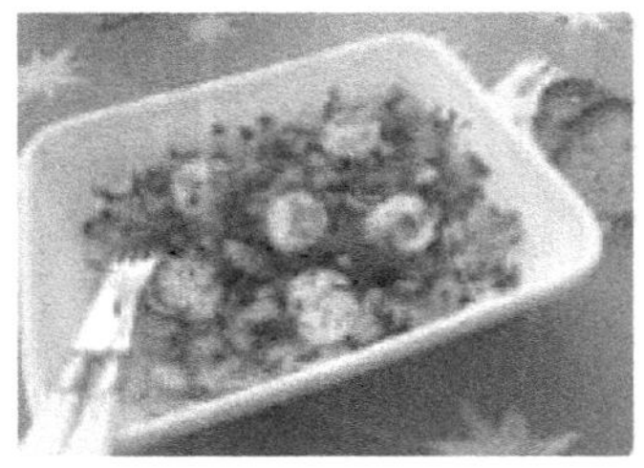

INGREDIENTI::

3 BULBI DI FINOCCHIO, DIMEZZATI NEL SENSO DELLA
LUNGHEZZA, IL GAMBO SPESSO RIMOSSO E TAGLIATO IN
FESSURE DI 2 CM DI SPESSORE, IL VERDE DEL FINOCCHIO
MESSO DA PARTE E TRITATO FINEMENTE

SALE

1 CUCCHIAIO DI SUCCO DI LIMONE

4 CUCCHIAI DI OLIO

3 GAMBI DI PREZZEMOLO, LAVATI, SCOSSI E TRITATI
FINEMENTE

6 TALLERI DI FORMAGGIO DI CAPRA O PER I VEGANI
TEMPEH

2 TBSP MIELE

PREPARAZIONE:

METTERE IL SALE E 1 CUCCHIAIO DI SUCCO DI LIMONE IN
UNA CIOTOLA E LASCIARE IL FINOCCHIO AFFETTATO IN
INFUSIONE PER CIRCA 10 MINUTI.

PRERISCALDARE IL FORNO A 220 GRADI (L'ARIA
RICIRCOLATA NON È RACCOMANDATA).

SCALDARE L'ACQUA CALDA IN UNA CASSERUOLA E
SBOLLENTARE IL FINOCCHIO PER CIRCA 8 MINUTI E
METTERLO IN UN COLINO.

METTERE I FINOCCHI IN UNA PIROFILA PIATTA (CIRCA 25 X
15 CM) E MESCOLARLI CON L'OLIO. CUOCERE NEL FORNO

CALDO SULLA GRIGLIA DEL RIPIANO CENTRALE PER 30 MINUTI.

TOGLIERE I FINOCCHI DAL FORNO, ACCENDERE IL GRILL DEL FORNO (240 GRADI).

COPRIRE I FINOCCHI CON 6 TALLI DI FORMAGGIO DI CAPRA (200 G) E IRRORARE IL TUTTO CON 2 CUCCHIAI DI MIELE. CUOCERE IN UN COLORE MARRONE CHIARO NEL TERZO SUPERIORE DEL FORNO PER 3-5 MINUTI SOTTO IL GRILL CALDO. COSPARGERE DI ERBE E SERVIRE CON PANE TOSTATO.

MOZZARELLA DI BUFALA CON RAGÙ DI POMODORO

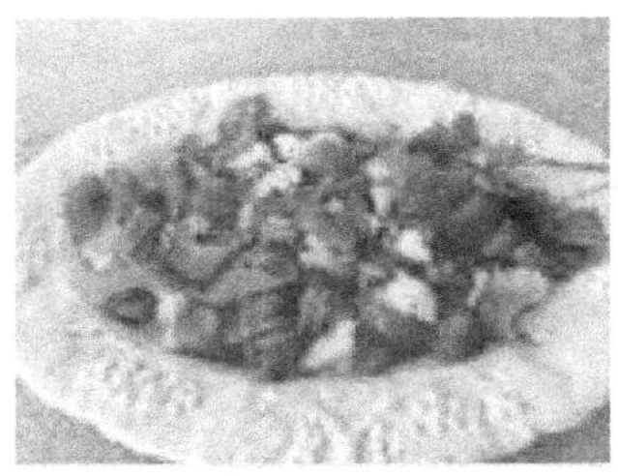

INGREDIENTI:

3 SCALOGNI, SBUCCIATI E TAGLIATI A CUBETTI

2 SPICCHI D'AGLIO, SBUCCIATI E TAGLIATI A FETTE SOTTILI

5 POMODORI MATURI DI MEDIA GRANDEZZA, LAVATI E
TAGLIATI A SPICCHI

2 CUCCHIAI DI OLIO D'OLIVA

SALE, ZUCCHERO, 1 PIZZICO DI ZUCCHERO, O ERITRITOLO O
XILITOLO

4 CUCCHIAI DI TEQUILA MARRONE, IN ALTERNATIVA VINO
BIANCO

200 G DI MOZZARELLA DI BUFALA, SPENNATA IN PICCOLI
PEZZI

100 G DI PROSCIUTTO SERRANO, SPENNATO IN PICCOLI
PEZZI

PANE O BAGUETTE TOSTATO, SIA NEL TOSTAPANE CHE NEL
FORNO

PREPARAZIONE:

METTERE IL PANE O LA BAGUETTE NEL FORNO
PRERISCALDATO E TOSTARE BREVEMENTE.

NEL FRATTEMPO, SCALDARE L'OLIO D'OLIVA IN UNA
PADELLA, SOFFRIGGERE GLI SCALOGNI E L'AGLIO FINO A
QUANDO SONO TRASLUCIDI. CUOCERE A VAPORE I
POMODORI SOLO BREVEMENTE. CONDIRE CON SALE, PEPE

E DOLCIFICANTE. DEGLASSARE CON LA TEQUILA. TOGLIERE LA PADELLA DAL FUOCO IMMEDIATAMENTE, ALTRIMENTI I POMODORI DIVENTERANNO TROPPO MORBIDI. LASCIARE RAFFREDDARE LEGGERMENTE.

RIPIEGARE CON CURA LA MOZZARELLA SOTTO I POMODORI E DISPORRE SUI PIATTI. SPARGERE IL PROSCIUTTO. COSPARGERE DI PEPE FRESCO DEL MULINO.

HUMMUS - DIVERSO

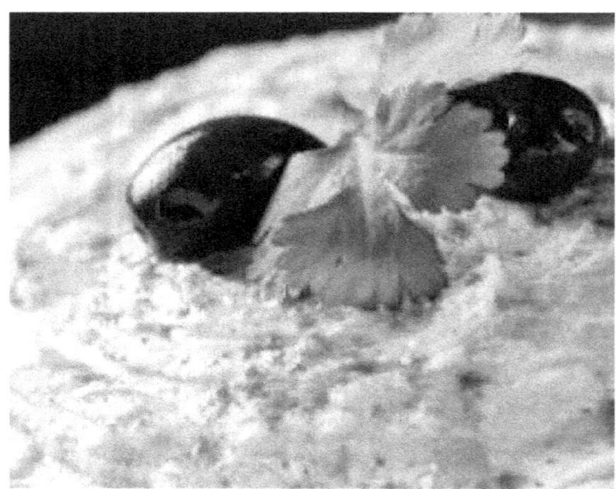

Ingredienti:

400-500 g di ceci in scatola o in vetro

100 ml di brodo vegetale

6 cucchiai di olio d'oliva

3 spicchi d'aglio, schiacciati in 4

cucchiai di succo di limone 4 cucchiai di tahini (pasta di sesamo)

1 cucchiaio di polvere di cumino (cumino) paprika, piccante

1/2 cucchiaino di sambal oelek 1 cucchiaio di curry

sale e pepe

Preparazione:

Bollire 1 cece nel suo stesso succo e in 100 ml di brodo
vegetale. Scolare e conservare una tazza del brodo.

Ridurre in purea 2 ceci e mescolarli con gli altri ingredienti.

Dovrebbe risultare una pasta liscia e cremosa. Se è troppo
soda, aggiungere ancora un po' di infuso.

Mettere in una ciotola e cospargere di paprika in polvere.
Versare un po' di olio d'oliva.

Suggerimento :

L'hummus può essere mangiato come salsa con carote crude, zucchine e peperoni. Per fare questo, tagliate le verdure a bastoncini.

JACKET POTATOES CON UOVO E QUARK

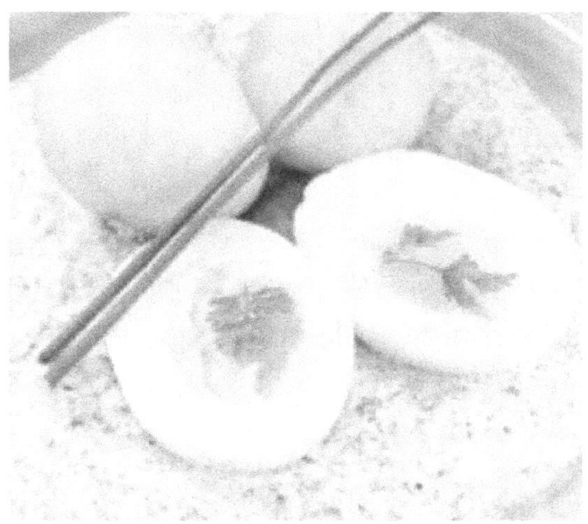

Ingredienti:

2 patate grandi, circa 150 g

200 g di quark

4 cucchiai di latte o 2 cucchiai di panna

1/2 mazzo di erba cipollina, tagliata a rotolini fini

2 uova

crescione fresco

Sale pepe

Preparazione :

Lavare 1 patata e metterla in una pentola con acqua e sale e cuocerla per circa 30 minuti.

Nel frattempo, mescolate il quark con il latte o la panna fino ad ottenere un composto omogeneo. Mescolare l'erba cipollina con la cagliata. Condire con sale e pepe fresco di mulino.

Lessare le uova in acqua bollente per 6-7 minuti.

Dividere 4 quark alle erbe su 2 piatti. Scolare le patate e utilizzare il

Mettere le uova sbucciate e tagliate nel senso della lunghezza sui piatti. Guarnire con il crescione.

Suggerimento :

Varianti per la cagliata:

Curry curd: mescolare il quark con 4 cucchiai di latte e 1 cucchiaio di curry e un po' di curcuma.

Quark di semi di zucca: Mescolare il quark con 4 cucchiai di latte e 1 cucchiaio di olio di semi di zucca. Mescolare con 1 spicchio d'aglio e guarnire con semi di zucca e crescione fresco.

Tabbouleh - insalata rinfrescante di miglio

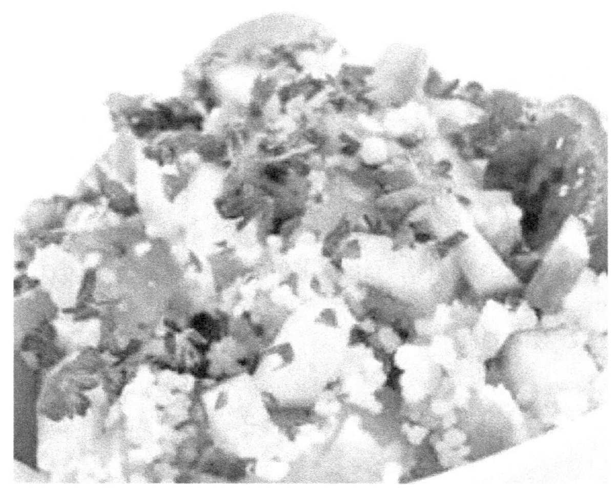

Ingredienti:

150 g di miglio

1 cucchiaino di burro

1 pizzico di cumino

sale

3 cucchiaini di succo di limone

4 cucchiaini di prezzemolo fresco a foglia piatta, tritato finemente

2 pomodori, tagliati a cubetti

1/2 cucchiaino di paprika dolce in polvere

1/2 cetriolo, tritato finemente

2 cucchiaini di olio d'oliva

2 cipollotti, tritati finemente 2 cucchiai di menta fresca, tritata finemente

sale e pepe

Preparazione :

Arrostire brevemente 1 miglio in una casseruola con il burro. Aggiungere il cumino, il sale e l'acqua (come specificato) e portare a ebollizione. Lasciare gonfiare a fuoco basso per circa 20 minuti.

Mettere il succo di 2 limoni in una ciotola.

prezzemolo, pomodori, paprika in polvere, cetrioli, cipollotti e

Mescolare la menta con l'olio d'oliva e condire con sale e pepe.

Aggiungere il miglio raffreddato e mescolare bene.

Suggerimento :

Il tabbouleh è un'insalata rinfrescante e si sposa bene con altri antipasti arabi come l'hummus e la marmellata di melanzane.

Fagiolini con salsa di uova

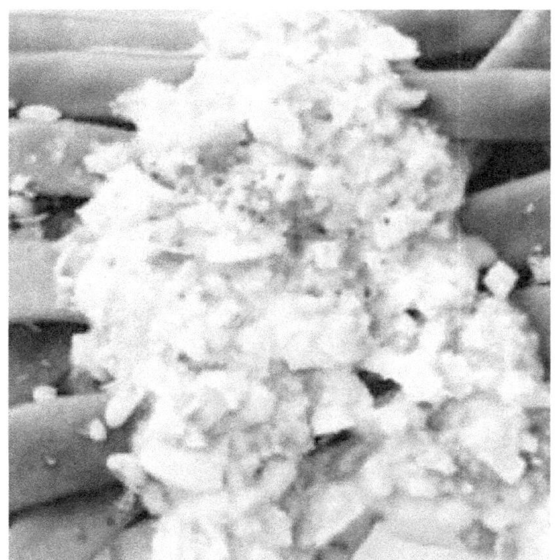

ingredienti

800 g di fave, pulite

4 gambi di santoreggia

30 g di pinoli

Buccia finemente grattugiata e limone spremuto

sale

1 pizzico di pepe di Caienna

50 g di olive senza nocciolo, tritate finemente

4 uova medie

4 cucchiai di olio d'oliva

preparazione

Far bollire i fagioli con la santoreggia in acqua bollente per circa 8-10 minuti fino a quando non sono pronti a mordere, poi spegnere

Arrostire i pinoli in padella fino a doratura, lasciare raffreddare e tritare finemente. Mescolare con sale, pepe di cayenna e scorza di limone.

Far bollire le uova per 6-7 minuti fino a quando sono morbide come la cera, spegnerle e sbucciarle.

Schiacciare le uova con una forchetta. Mescolare con le olive, il succo di limone e l'olio d'oliva e versare sui fagioli.

Cospargere di pinoli e servire.

Pomodori ripieni con hummus

ingredienti

250 g di ceci secchi, se vuoi andare veloce, una lattina (425 g PE)

100 ml di brodo vegetale

7 cucchiai di olio d'oliva

3 spicchi d'aglio schiacciati

opzionalmente 1 cucchiaio di curry in polvere

1/2 cucchiaino di cumino

4 cucchiai di succo di limone (limone biologico), lavato, spremuto e un po' di buccia grattugiata

4 cucchiai di tahini (pasta di sesamo)

sale e pepe

paprika dolce in polvere

12 pomodori di media grandezza

20 g di pinoli

1 mazzo di prezzemolo a foglia piatta, tritato finemente

sale e pepe

preparazione

Mettere in ammollo i ceci secchi per una notte. Poi fateli bollire in un litro d'acqua fino a quando sono morbidi. Se prendete i ceci da un barattolo o da una lattina, potete cuocerli brevemente in 100 ml di brodo vegetale. Scolare e conservare una tazza di brodo vegetale.

Ridurre in purea i ceci e mescolarli con gli altri ingredienti. Dovrebbe risultare una pasta liscia e cremosa. Se è troppo soda, aggiungere ancora un po' di brodo.

Lavare i pomodori, asciugarli e tagliare il coperchio. Svuotare l'interno con un piccolo cucchiaio.

Arrostire i pinoli a secco in una padella fino a doratura.

Riempire i pomodori con l'hummus e cospargere con un po'
di paprika in polvere.

Guarnire con pinoli e prezzemolo.

punta

Potete facilmente preparare e portare con voi questo
piatto. Al posto dei ceci, si possono usare anche le fave
bianche. Preparate l'hummus in grandi quantità. È adatto
come salsa con cracker o bastoncini di verdure fatti con
carote, zucchine e peperoni.

UOVA CON SOIA

ingredienti

8 uova sode

1 cucchiaio di aceto di riso

2 cucchiai di salsa di soia

Un pizzico di zucchero o dolcificante 1 cucchiaino di Sambal
Oelek

medicazione

Formaggio cremoso

Olive

Crescione fresco Capriolo di salmone Gamberi bolliti in lago
Piccoli cetrioli sottaceto

preparazione

Sbucciare le uova sode raffreddate. Mescolare bene aceto, salsa di soia, Sambal Oelek e dolcificante.

Mettere le uova insieme alla marinata in un grande sacchetto di plastica e mettere dentro per almeno 2 ore. Muovere il sacchetto di tanto in tanto in modo che le uova siano ben bagnate da tutti i lati.

Prendere 3 uova dalla marinata, tagliarle a metà nel senso della lunghezza e disporle su un piatto. Mettere un po' di marinata sulle metà delle uova.

Spalmare 4 crema di formaggio in cima e coprire con gamberi, uova di salmone e crescione.

punta

Le uova in salsa di soia hanno un sapore delizioso e possono essere mangiate come antipasto o con un'insalata

Purea di fagioli con pomodori fusi

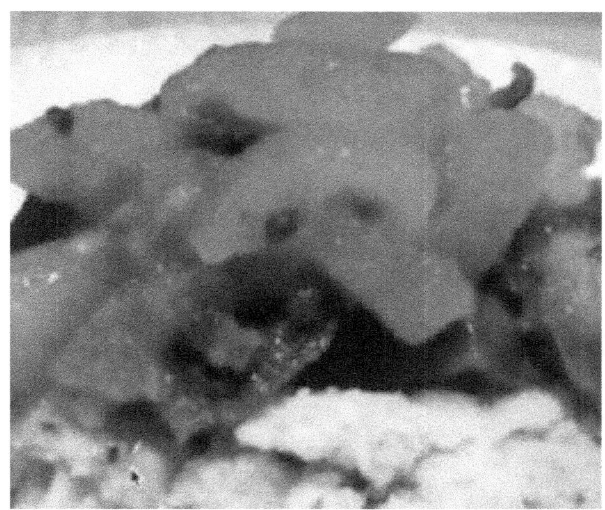

ingredienti

200 g di fagioli bianchi secchi grandi, in alternativa

fagioli bianchi giganti in scatola (circa 240 g)

1 cipolla piccola, pepata con 2 chiodi di garofano

1 foglia di alloro

3/4 l di brodo vegetale

1 spicchio d'aglio schiacciato

1 limone, un po' di scorza finemente grattugiata

4 cucchiai di olio d'oliva

1/2 mazzo di prezzemolo a foglia piatta, tritato finemente

Sale pepe

Pomodori fusi:

2 pomodori

20 g di burro freddo

Sale pepe

preparazione

Mettere a bagno i fagioli secchi in una grande ciotola di acqua fredda per 24 ore. In alternativa i fagioli in scatola, che semplicemente si scaldano e poi si aggiungono con gli ingredienti come aglio, olio d'oliva, prezzemolo. Le fasi di preparazione 1 e 2 sono quindi omesse.

Il giorno dopo, scolate l'acqua e mettete i fagioli con il brodo vegetale, la foglia di alloro e la cipolla e lasciate cuocere a fuoco lento per 1 ora a bassa temperatura finché i fagioli sono teneri. Poi togliere la cipolla, scolare i fagioli, raccogliendo il liquido.

Ridurre in purea i fagioli e mescolarli con gli altri ingredienti. Eventualmente usare un po' dell'acqua di bollitura dei fagioli per renderla cremosa.

Sbollentare brevemente i pomodori in acqua bollente, sbucciare la pelle e tagliare i pomodori a dadini.

Mettere i pomodori in una piccola casseruola e riscaldare.

Aggiungere il burro freddo, mescolare e condire con sale e pepe.

Servire la purea di fagioli con i pomodori fusi.

punta

Potete anche raffinare i pomodori fusi con pomodori secchi tritati dal bicchiere.

Tabbouleh di cavolfiore con salsa al lime

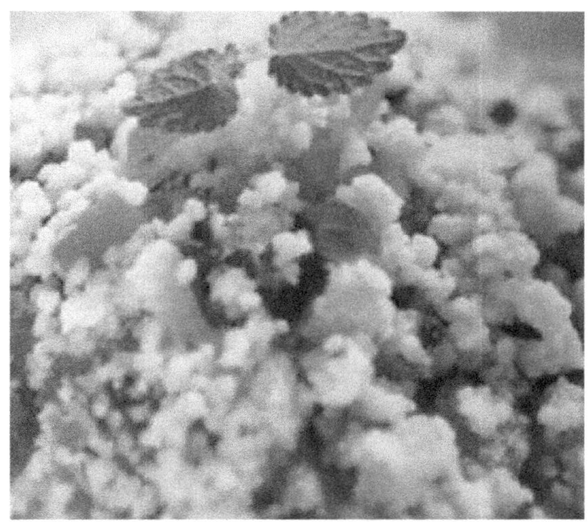

ingredienti

Per il tabbouleh di cavolfiore

1 cavolfiore grande, ripulito e tagliato a cimette

100 g di pomodori secchi, opzionalmente 1 mazzo di pomodori ciliegia. in quarti o meglio usare entrambi

5 cucchiai di olio d'oliva

1/2 arancia, pressata

1 limone, spremuto

1 mazzo di prezzemolo a foglia piatta, lavato e tritato finemente (un po' per la salsa al lime come guarnizione)

1 mazzo di menta fresca, lavata e tritata finemente

sale e pepe

Salsa al lime:

1 lime, sbucciato e spremuto

1 tazza di panna acida

sale e pepe

preparazione:

Lessare il cavolfiore in acqua bollente salata per circa 5 minuti e poi raffreddarlo.

Schiacciare con il frullatore a mano in modo che sia della dimensione di un grano. Mescolare con i restanti ingredienti.

 Per la salsa mescolare la panna acida con la buccia grattugiata e il succo del lime. Mescolare con sale, pepe e il prezzemolo tritato finemente

punta

Il tabbouleh di cavolfiore è molto buono da solo. Se avete voglia di carne o pesce, ecco 2 suggerimenti:

Variazione con petto d'anatra

2 filetti d'anatra

3 cucchiai di olio d'oliva

Sale pepe

Mettere l'olio d'oliva in una padella e scottare i filetti d'anatra dal lato della pelle. Non appena diventano marroni sui lati, girateli e continuate a farli arrostire per qualche minuto, a seconda dello spessore. I filetti dovrebbero essere ancora rosa all'interno. Tagliare i filetti d'anatra e disporli sul taboulé di cavolfiore. Servire con la salsa.

Variazione con il fresco :

4 filetti, 150 g ciascuno, pronti per la cottura con la pelle

3 cucchiai di olio d'oliva

Sale pepe

Mettere l'olio d'oliva in una padella e friggere i filetti di lucioperca dalla parte della pelle. Non appena diventano marroni sui lati, girarli. Disporre i filetti di pesce sul taboulé di cavolfiore e servire con la salsa.

Purea di fagioli con pomodori fusi

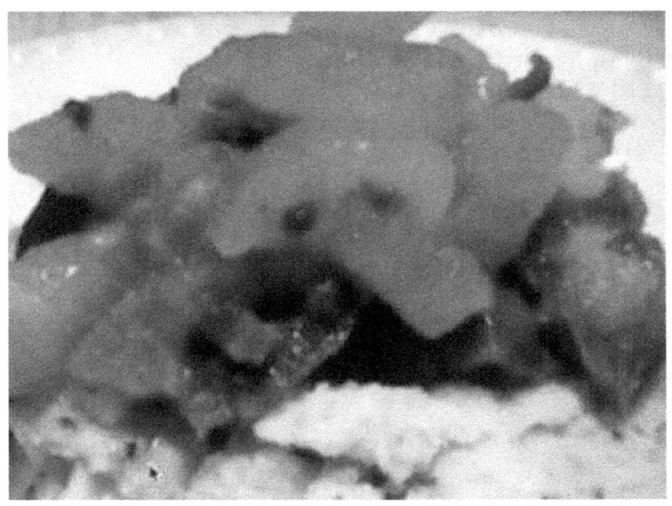

ingredienti

200 g di fagioli bianchi secchi grandi, in alternativa

fagioli bianchi giganti in scatola (circa 240 g)

1 cipolla piccola, pepata con 2 chiodi di garofano

1 foglia di alloro

3/4 l di brodo vegetale

1 spicchio d'aglio schiacciato

1 limone, un po' di scorza finemente grattugiata

4 cucchiai di olio d'oliva

1/2 mazzo di prezzemolo a foglia piatta, tritato finemente

Sale pepe

Pomodori fusi:

2 pomodori

20 g di burro freddo

Sale pepe

preparazione

Mettere a bagno i fagioli secchi in una grande ciotola di acqua fredda per 24 ore. In alternativa i fagioli in scatola, che semplicemente si scaldano e poi si aggiungono con gli ingredienti come aglio, olio d'oliva, prezzemolo. Le fasi di preparazione 1 e 2 sono quindi omesse.

Il giorno dopo, scolate l'acqua e mettete i fagioli con il brodo vegetale, la foglia di alloro e la cipolla e lasciate cuocere a fuoco lento per 1 ora a bassa temperatura finché i fagioli sono teneri. Poi togliere la cipolla, scolare i fagioli, raccogliendo il liquido.

Ridurre in purea i fagioli e mescolarli con gli altri ingredienti. Eventualmente usare un po' dell'acqua di bollitura dei fagioli per renderla cremosa.

Sbollentare brevemente i pomodori in acqua bollente, sbucciare la pelle e tagliare i pomodori a dadini.

Mettere i pomodori in una piccola casseruola e riscaldare.

Aggiungere il burro freddo, mescolare e condire con sale e pepe.

Servire la purea di fagioli con i pomodori fusi.

punta

Potete anche raffinare i pomodori fusi con pomodori secchi tritati dal bicchiere.

Insalata di avocado e pere

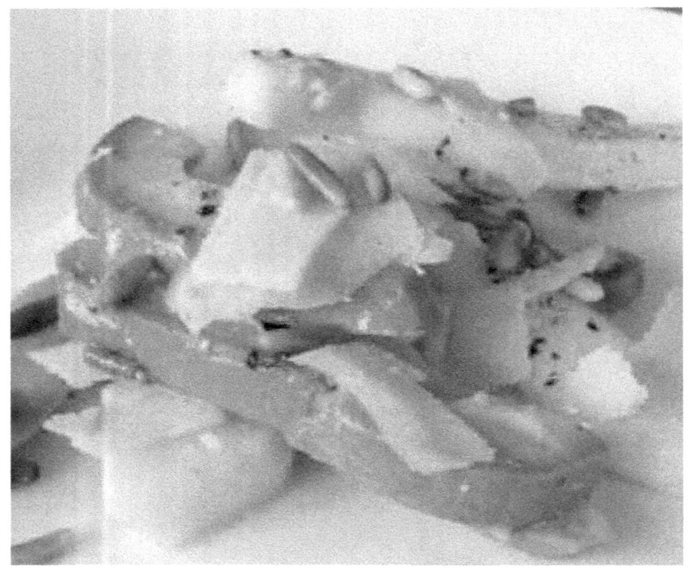

ingredienti

1 -2 avocado

1 pera, (Abate Fetel)

Condimento:

1 1/2 limoni

3 cucchiai di olio d'oliva

50 g di parmigiano grattugiato

10 g di pinoli tostati

Sale pepe

preparazione

Sbucciare, dimezzare e tagliare l'avocado a fette sottili.
Disporre a ventaglio su un grande piatto.

Sbucciare e dividere in quarti la pera, tagliarla a fette sottili
e metterla sulle fette di avocado.

Grattugiare il parmigiano e spargerlo sulla pera/avocado.

Dimezzare e spremere i limoni. Frullare gli ingredienti per il
condimento e spalmare sull'insalata. Lasciare per 10-15
minuti circa.

Arrostire i pinoli in una padella, non lasciarli dorare e

versarli sull'insalata.

POLLO MARINATO SU INSALATA DI AVOCADO E ARANCIA

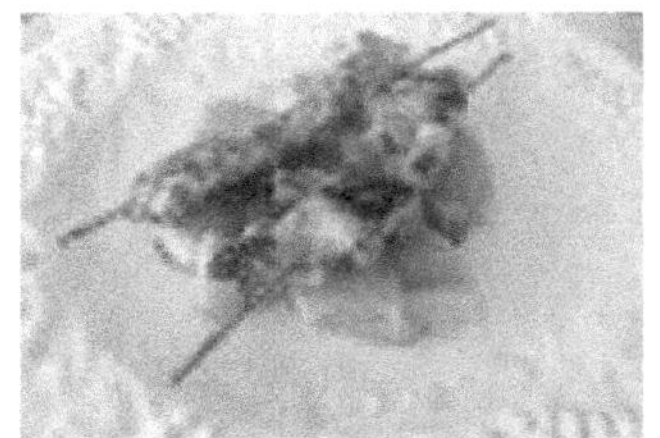

INGREDIENTI:

400 G DI FILETTI DI PETTO DI POLLO, TAGLIATI IN 12 LUNGHE STRISCE E MESSI IN LUNGHEZZA SU SPIEDINI DI LEGNO

1 LIME, SCORZA DI MEZZO LIME E SUCCO DI TUTTO IL LIME SPREMUTO

3 CUCCHIAI DI OLIO D'OLIVA

3 TBSP DI SENAPE

1 TBSP MIELE

40 G DI ZENZERO FRESCO, SBUCCIATO E TAGLIATO FINEMENTE A DADINI

PEPERONCINO ROSSO, DIMEZZATO, SENZA SEMI E TAGLIATO AD ANELLI SOTTILI

3 SPICCHI D'AGLIO, SBUCCIATI E

3 CUCCHIAI DI CORIANDOLO FRESCO TRITATO

12 SPIEDINI DI LEGNO

SALE E PEPE

INSALATA:

2 TBSP DI SENAPE

1 TBSP MIELE

1 CUCCHIAIO DI ACETO BALSAMICO

SALE E PEPE

1 1/2 ARANCE, SBUCCIATE, SFILETTATE E CON IL SUCCO RACCOLTO

3 AVOCADO MATURI, SBUCCIATI, DIMEZZATI, PRIVATI DEL
NOCCIOLO E TAGLIATI A DADINI

4 CUCCHIAI DI OLIO D'OLIVA

PREPARAZIONE:

PER LA MARINATA, MESCOLARE LO ZENZERO, L'AGLIO CON
IL SUCCO DI LIME, 3 CUCCHIAI DI OLIO D'OLIVA, 1
CUCCHIAIO DI SENAPE AL MIELE E IL CORIANDOLO.
CONDIRE LA MARINATA CON SALE E PEPE E VERSARLA
SUGLI SPIEDINI DI POLLO. RAFFREDDARE QUESTI PER
ALMENO 2 ORE.

MESCOLARE BENE GLI INGREDIENTI PER IL CONDIMENTO
DELL'INSALATA E METTERE DA PARTE.

SCOLARE GLI SPIEDINI E FRIGGERE GLI SPIEDINI DI POLLO
SU OGNI LATO PER 4 MINUTI IN UNA PADELLA PER
GRIGLIARE O METTERLI SULLA GRIGLIA. IN ALTERNATIVA,
FRIGGERE IN PADELLA. POSSIBILMENTE. AGGIUNGERE UN
PO' DI SALE E PEPE.

DISPORRE I PEZZI DI ARANCIA E I CUBETTI DI AVOCADO SU UN PIATTO. MESCOLARE IL SUCCO D'ARANCIA RACCOLTO CON IL CONDIMENTO E VERSARLO SULL'INSALATA. METTERE GLI SPIEDINI DI POLLO IN CIMA E SERVIRE.

TIP:

INVECE DI ARANCE E AVOCADO, SI PUÒ ANCHE USARE UN'INSALATA MISTA, PER ESEMPIO FRISÉE.

MANZO AFFETTATO - VELOCE E PICCANTE

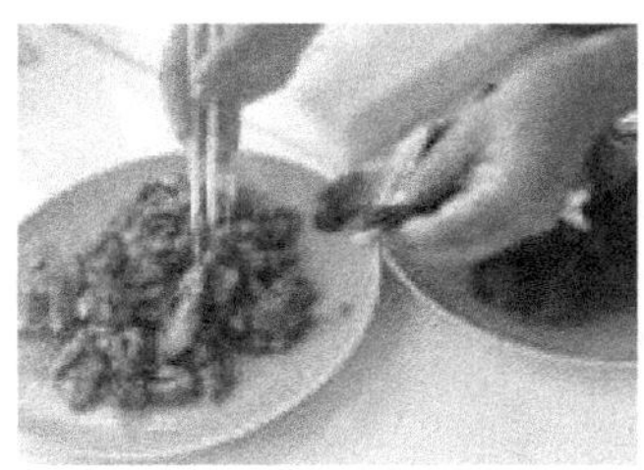

INGREDIENTI:

500 FETTE DI MANZO, OPZIONALMENTE ANCHE FILETTO DI POLLO A FETTE

1 PEZZO DI ZENZERO GRATTUGIATO

1 SPICCHIO D'AGLIO

3 CUCCHIAI DI SALSA DI SOIA

1 UOVO

MOLTO PEPE NERO

1 CUCCHIAIO DI MIRIN (VINO DI RISO DOLCE)

1 PIZZICO DI ZUCCHERO

2 CUCCHIAI DI CIPOLLOTTI, TRITATI FINEMENTE

1 PICCOLO PEPERONCINO ROSSO FRESCO, TRITATO
FINEMENTE

1 CUCCHIAIO DI AMIDO DI MAIS (MONDAMINA)

1 CUCCHIAIO DI FARINA

SALE

1 LOLLO ROSSO INTERO, LAVATO, PULITO. FOGLIE LASCIATE
COMPLETAMENTE

LIME, MEZZOGIORNO

OLIO DI GIRASOLE ABBONDANTE

3 CUCCHIAI DI SAMBAL OELEK, RAFFINATO CON 1
CUCCHIAIO DI SALSA DI SOIA E OLIO DI SESAMO

PREPARAZIONE:

MESCOLARE BENE TUTTI GLI INGREDIENTI PER L'AFFETTATO
CON LE MANI.

LASCIARE CHE L'OLIO DI GIRASOLE DIVENTI MOLTO CALDO IN UN WOK O UNA PADELLA PROFONDA E AGGIUNGERE LA CARNE IN PORZIONI ALL'OLIO CALDO PER ALCUNI SECONDI. SCOLARE CON UN CUCCHIAIO FORATO SU CARTA CRESPA. (IL POLLO RICHIEDE UN PO' PIÙ DI TEMPO). ATTENZIONE ALL'OLIO CALDO - RISCHIO DI SCHIZZI!

SERVIRE: METTERE LA CARNE, LE FOGLIE DI LATTUGA, LA SALSA SAMBAL E LE METÀ DI LIME SU DIVERSI PIATTI E METTERE AL CENTRO. METTERE PEZZI DI CARNE, SUCCO DI LIME E UN PO' DI SALSA SULLA FOGLIA DI LATTUGA E MANGIARE CON LE DITA.

UOVA IN SALSA DI CRESCIONE CON ASPARAGI VERDI

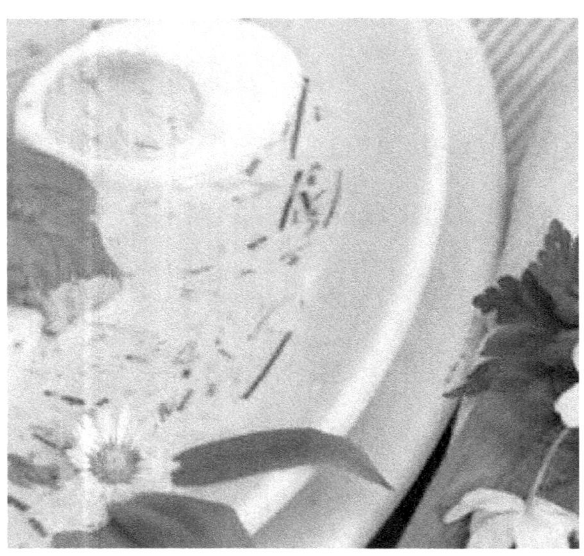

INGREDIENTI :

2 UOVA

1 TAZZA DI YOGURT GRECO

1 SCATOLA DI CRESCIONE FRESCO

1 INSALATA VERDE DI

NUTMEG

SALE E PEPE

VESTIZIONE:

1/2

CUCCHIAIO DI ACETO BALSAMICO 1 CUCCHIAIO DI OLIO

D'OLIVA 1 CUCCHIAINO DI SENAPE DIJON

1 PIZZICO DI SALE E PEPE AL LIMONE

PREPARAZIONE :

PUNZECCHIARE LE UOVA E FARLE BOLLIRE IN ACQUA

BOLLENTE PER CIRCA 6-7 MINUTI, SPEGNERE, SBUCCIARE E

TAGLIARE A METÀ.

MESCOLARE 2 YOGURT, DUE TERZI DEL CRESCIONE, SALE,

PEPE E NOCE MOSCATA.

DISPORRE 3 UOVA E LA SALSA SUI PIATTI E AGGIUNGERE IL

CRESCIONE RIMANENTE

SPRINKLE.

PULIRE L'INSALATA E CENTRIFUGARLA.

MESCOLARE GLI INGREDIENTI PER LA VINAIGRETTE,

VERSARE SULL'INSALATA E

SERVIRE CON LE UOVA.

VITELLO TONNATO VELOCE

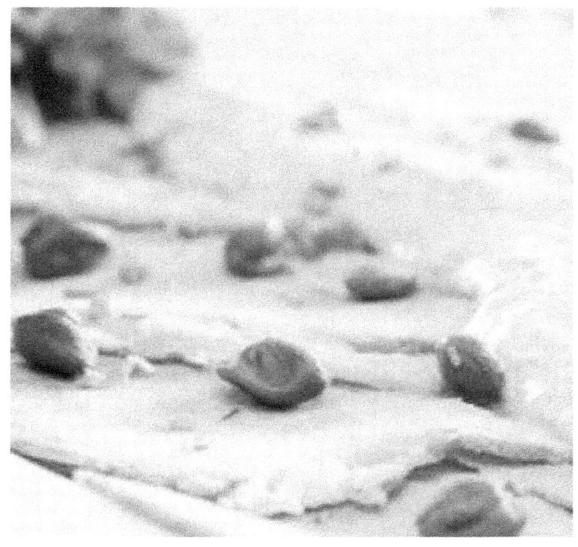

INGREDIENTI :

300 G DI PETTO DI POLLO AFFUMICATO, TAGLIATO A FETTE SOTTILI

SALSA:

3 CUCCHIAI DI MAIONESE

1 GOCCIA DI SALSA WORCESTERSHIRE

2 CUCCHIAI DI SUCCO DI LIMONE

150 G DI PANNA ACIDA

2 CUCCHIAI DI PANNA DOLCE

50 G DI TONNO SOTT'OLIO

1 PICCOLO FILETTO D'ACCIUGA, TRITATO FINEMENTE 20 G DI CAPPERI TRITATI FINEMENTE, LASCIARNE QUALCUNO PER GUARNIRE

PREPARAZIONE:

SCOLARE IL TONNO E LE ACCIUGHE. RIDURRE IN PUREA
CON LA MAIONESE, UN PIZZICO DI SALSA WORCESTERSHIRE
E LA PANNA AGRODOLCE IN UN FRULLATORE.

MESCOLARE CON IL SUCCO DI LIMONE E AGGIUNGERE I
CAPPERI.

METTERE LE FETTE DI PETTO DI POLLO SU UN PIATTO E LA
SALSA SPALMATA SOPRA. COPRIRE CON UN FOGLIO DI
ALLUMINIO PER UN PO' (ALMENO 3 ORE) IN FRIGORIFERO.
TIRARE FUORI MEZZ'ORA PRIMA DI SERVIRE E GUARNIRE
CON I CAPPERI. A SECONDA DEI VOSTRI GUSTI, IL PIATTO
PUÒ ESSERE SERVITO CON POMODORI DA COCKTAIL, UOVA
SODE, OLIVE E CAPPERI.

TARTARE DI MANZO GIAPPONESE CON UOVO

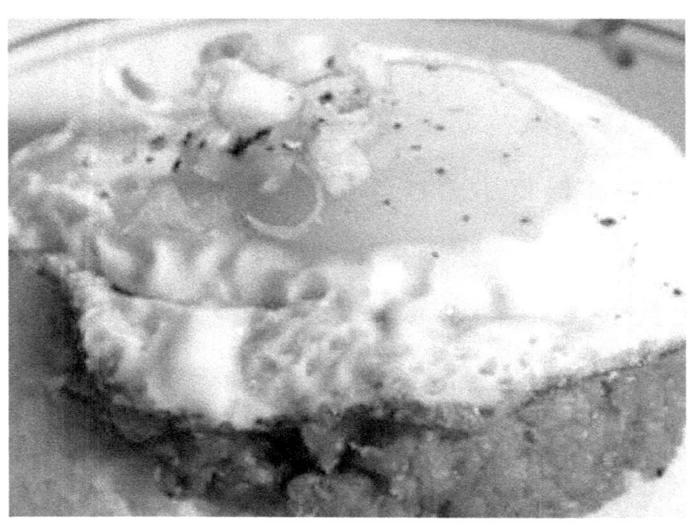

INGREDIENTI

100 G DI TARTARE DI MANZO

1 PIZZICO DI DOLCIFICANTE (ZUCCHERO O ERITRITOLO)

1 PIZZICO DI PAPRIKA IN POLVERE, DOLCE

1 FILETTO DI ACCIUGA SOTTACETO, TRITATO FINEMENTE

1/2 CUCCHIAINO DI CAPPERI, TRITATI FINEMENTE

1 CUCCHIAIO DI SALSA TERIYAKI (DISPONIBILE NEI NEGOZI
ASIATICI)

PEPPER

125 G DI RISO PER SUSHI

1 CUCCHIAIO DI OLIO D'OLIVA

2 UOVA

1/2 MAZZO DI ERBA CIPOLLINA, TAGLIATA AD ANELLI
SOTTILI

SALE E PEPE

PREPARAZIONE

CUOCERE IL RISO PER SUSHI IN ACQUA SALATA SECONDO
LE ISTRUZIONI DELLA CONFEZIONE E LASCIARLO
RAFFREDDARE

MESCOLARE LA TARTARE DI MANZO CON IL DOLCIFICANTE,
IL PEPERONE, LE ACCIUGHE, I CAPPERI, LA SALSA TERIYAKI,

IL SALE E IL PEPE. SE VOLETE RENDERLA PIÙ PICCANTE, POTETE AGGIUNGERE 1/2 CUCCHIAINO DI SAMBAL OELEK.

RIEMPIRE IL RISO IN UNA PICCOLA FORMA ROTONDA O QUADRATA, PREMERLO E CAPOVOLGERLO SU UN PIATTO. METTERE LA TARTARE SOPRA E APPIATTIRLA UN PO'.

SCALDARE L'OLIO IN UNA PADELLA E FRIGGERE LE UOVA COME UOVA FRITTE. DISPORRE SULLA TARTARE E COSPARGERE CON SALE, PEPE ED ERBA CIPOLLINA. SERVIRE IMMEDIATAMENTE.

GAMBERI CON SALSA AL CURRY

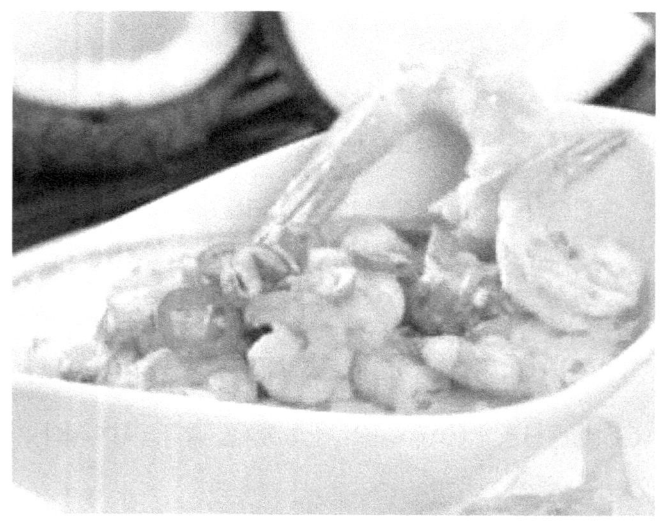

Ingredienti:

300 g di gamberi grandi

1 cipolla, tritata finemente

1 piccolo peperoncino rosso o fiocchi di peperoncino

1 spicchio d'aglio schiacciato

20 g di zenzero, tritato finemente

1 cetriolo piccolo, tagliato finemente

3 fette di ananas fresco (opzionalmente in scatola senza zucchero), tagliate finemente a dadini 1 cucchiaio di burro

1 cucchiaio di polvere di curry

100 ml di brodo vegetale

4 cucchiai di latte di cocco in scatola (il resto può essere congelato)

1 cucchiaio di salsa di soia a

poco coriandolo fresco, lavato, scosso e asciugato

1 pizzico di pepe di Caienna

sale e pepe

Preparazione:

Pelare, lavare e asciugare i gamberi.

Se vi piace piccante, potete dimezzare un peperoncino, togliere il nocciolo e tagliarlo ad anelli sottili. Conservatene alcuni per il set. In alternativa, usate i fiocchi di peperoncino.

Mettere il burro in una piccola casseruola e soffriggere la cipolla, l'aglio e i peperoncini fino a quando sono traslucidi. Aggiungere la polvere di curry e lo zenzero e portare a ebollizione con il brodo vegetale e il latte di cocco.

Aggiungere i gamberi, il cetriolo e i cubetti di ananas e i gamberi e cuocere a vapore per 5-6 minuti a bassa temperatura.

Condire con sale, pepe, pepe di cayenna e salsa di soia e servire con foglie di coriandolo fresco.

DESSERT ESOTICO AI FRUTTI DI BOSCO E COCCO

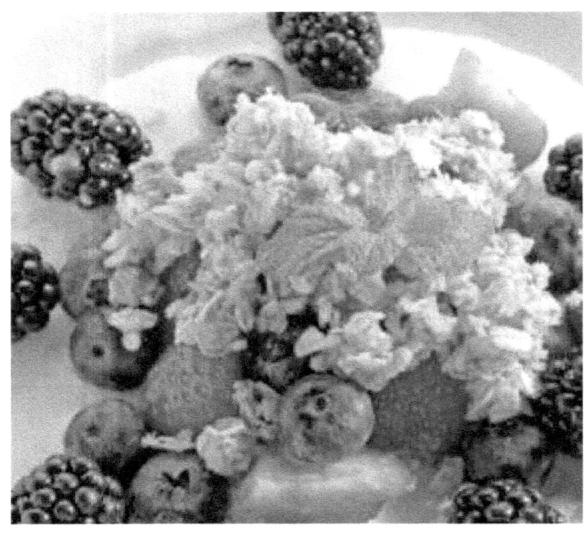

INGREDIENTI

30 G DI FARINA D'AVENA PITHY

1/2 CUCCHIAINO DI ZENZERO FRESCO FINEMENTE GRATTUGIATO

500 G DI FRUTTI DI BOSCO COME FRAGOLE, LAMPONI, MIRTILLI, LAVATI

3 CUCCHIAI DI SCIROPPO D'ALGAVE

2 LIME ORGANICI

250 G DI CREMA DI COCCO SODA (ASIA SHOP)

PREPARAZIONE

LAVARE I LIME A CALDO. GRATTUGIARE FINEMENTE LA BUCCIA, POI SPREMERE IL SUCCO E VERSARNE LA METÀ SULLE BACCHE.

ARROSTIRE LA FARINA D'AVENA IN UNA CASSERUOLA CON LO ZENZERO, POI ADDOLCIRE CON 2 CUCCHIAI DI SCIROPPO DI ALGHE E MESCOLARE FINO A FORMARE DELLE PIEGHE. AGGIUNGERE 2 CUCCHIAINI DI CREMA DI COCA.

SCALDARE LA CREMA DI COCCO, MESCOLARE CON LO SCIROPPO D'AGAVE E MESCOLARE CON IL SUCCO DI LIME RIMANENTE.

DISPORRE LE BACCHE SU UN PIATTO. METTERE UN GRANDE CUCCHIAIO DI FARINA D'AVENA AL CENTRO E SPALMARE LA CREMA DI COCA INTORNO.

BISTECCA DI FILETTO CON CAVOLFIORE E LATTUGA

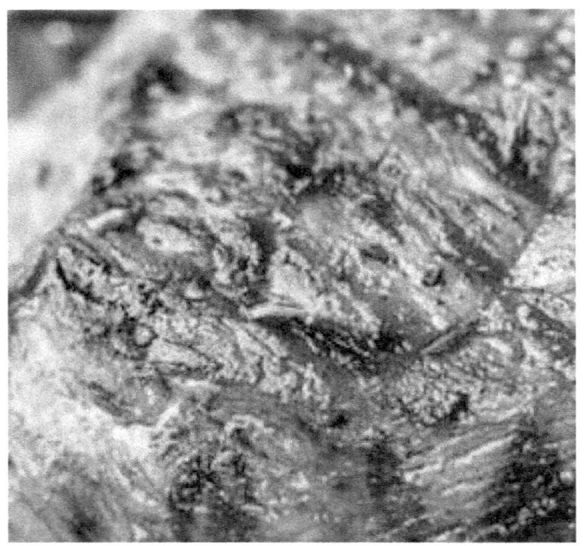

INGREDIENTI

2 BISTECCHE DI CIRCA 100 GRAMMI

1 CIPOLLA

VASSOIO DI FUNGHI

1 CAULIFLOWER

LATTUGA RUCOLA (O ICEBERG)

CONDIMENTO PER INSALATA CALVÉ

UN PO' DI POLVERE DI BRODO

PEPE E SALE

PREPARAZIONE

TAGLIARE LA CIPOLLA AD ANELLI E I FUNGHI A FETTE

NEL FRATTEMPO, BOLLIRE IL CAVOLFIORE CON UN PO' DI BRODO IN POLVERE. (CUOCERE IL CAVOLFIORE IN 15 MINUTI FINO A QUANDO È PRONTO).

PRENDERE LE BISTECCHE E AGGIUNGERE UN PO' DI SALE E PEPE.

METTERLE IN UNA PADELLA PER GRIGLIARE E SIGILLARE ENTRAMBI I LATI. POTETE SCEGLIERE SE VOLETE LA BISTECCA MEDIA, AL SANGUE O BEN COTTA.

AGGIUNGERE LA CIPOLLA E I FUNGHI AFFETTATI ALLA BISTECCA E SOFFRIGGERE BREVEMENTE.

NEL FRATTEMPO POTETE PREPARARE LA LATTUGA. METTERE LA LATTUGA RUCOLA (O ICEBERG) IN UNA CIOTOLA. PREPARARE IL CONDIMENTO PER L'INSALATA (CALVÉ SALAD MIX) CON 6 CUCCHIAI DI ACQUA E COSPARGERE LA LATTUGA.

SI PUÒ EVENTUALMENTE SPEGNERE LA BISTECCA CON L'UMIDITÀ DEL CAVOLFIORE.

METTERE TUTTO SU UN PIATTO E, MOLTO GUSTOSO!

SPIEDINI DI TACCHINO O POLLO

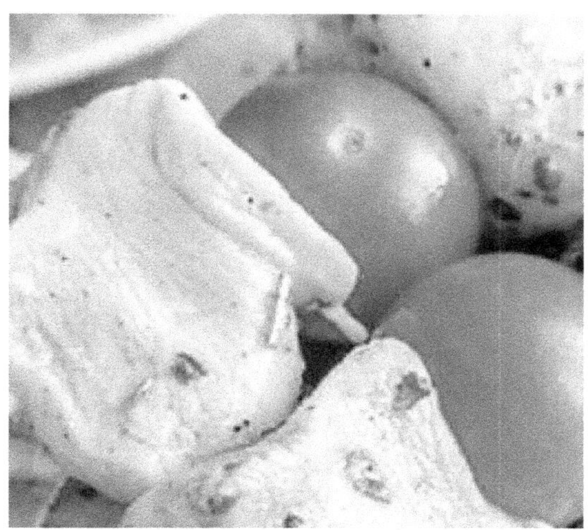

Ingredienti

400 grammi di filetto di pollo o tacchino

Sorso di salsa di soia

2 spicchi d'aglio

1 cucchiaio di salsa di soia

mezzo cucchiaino di zenzero in polvere

mezzo cucchiaino di sambal

Eventualmente qualche pomodoro sherry o altre verdure consentite

4 spiedini grandi

400 grammi di spinaci

1 uovo

Sale e pepe a piacere

Pem spray

Metodo di preparazione

Tagliare il filetto di pollo o di tacchino a cubetti e metterli in una ciotola.

Aggiungere la salsa di soia, lo zenzero in polvere, il sambal e un pizzico di salsa di soia. Usando uno spremiaglio, spremere l'aglio sopra il piatto.

Mescolare bene il tutto e coprire il piatto con pellicola trasparente. Lasciate marinare il pollo o il tacchino in frigorifero per un'ora.

Nel frattempo, fate bollire un uovo. (Per gli spinaci)

Dopo una marinatura di un'ora, potete infilare i pezzi di filetto negli spiedini. Potete mettere dei pezzi di verdura tra i pezzi di filetto. Spruzzare un po' di spray Pem su di esso.

Ora grigliate gli spiedini sul barbecue, sulla piastra o in una padella.

Nel frattempo potete lavare gli spinaci (se necessario) e scottarli brevemente in acqua bollente. Poi scolare in un colino. Sbucciare l'uovo e mettere l'albume sopra. Per un bel morso potete sbriciolare altri 2 grissini attraverso di esso.

LASAGNA CON CAVOLO

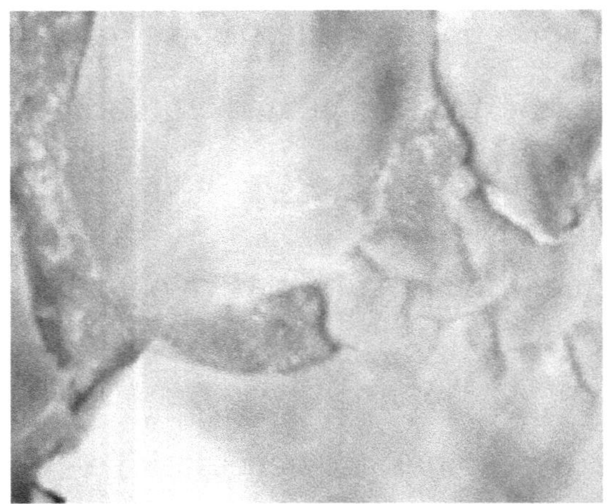

Ingredienti:

1 cavolo (bianco, cinese o savoiardo)

300 grammi di prosciutto magro

4 grandi pomodori da carne

Brodo

Formaggio di capra o mozzarella

Salsa di pomodoro

Consiglio: potete fare un po' di salsa di pomodoro e

cavolfiore in più e tenerla in frigo. Potete usare queste salse con altri piatti. Come è anche descritto nel libro di accompagnamento.

Metodo di preparazione

Preparate la salsa di pomodoro e cavolfiore come descritto sopra. O forse l'avete ancora in frigo.

Tagliare circa 12-15 foglie del cavolo (senza le venature). Affettare i pomodori di manzo.

Preriscaldare il forno a 180 gradi.

Scaldare una padella con acqua calda e sbollentare le foglie di cavolo.

Sciacquateli con acqua fredda dopo averli sbollentati. In questo modo mantengono il loro colore fresco.

Ora iniziate a costruire la lasagna. Inizia con uno strato di salsa di pomodoro e fette di pomodoro. Coprire il tutto con alcune foglie di cavolo sbollentate. Coprire le foglie con il prosciutto. Sul prosciutto si mette un altro strato di salsa di pomodoro con fette di pomodoro. In questo modo si continua a costruire fino ad esaurire gli ingredienti.

Infine, aggiungere la salsa di cavolfiore sulla lasagna.

Mettere la lasagna in un forno preriscaldato e lasciarla riposare per 25 minuti.

Aggiungere un formaggio di capra o una mozzarella leggermente macinati.

Frittata con varie verdure

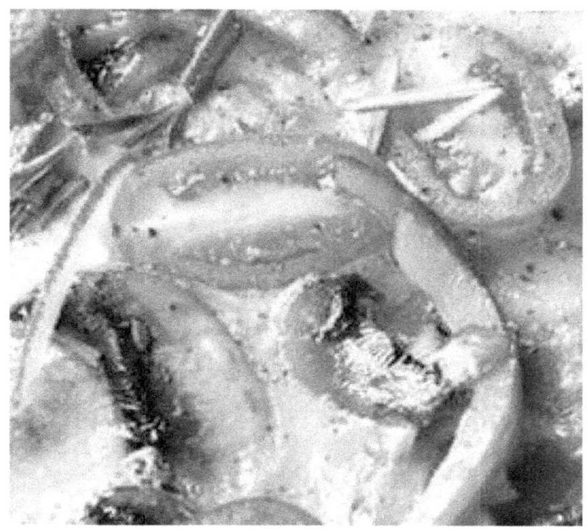

Ingredienti

3 uova

2 cucchiai di latte scremato

Funghi

Germogli di fagioli

Cipolla

Pomodoro

Erba cipollina

Eventualmente un po' di pepe e sale

Metodo di preparazione

Si usano 3 uova per questa frittata, di cui solo 1 tuorlo. (2 tuorli fanno fuori). I grassi in un uovo sono nel tuorlo.

Sbattere le uova con 2 cucchiai di latte scremato.

Nel frattempo, tagliare a pezzi la cipolla, i funghi, il pomodoro e l'erba cipollina.

Aggiungere tutte le verdure alla pastella della frittata.

Fate scaldare una padella e friggete il tutto in una gustosa frittata.

Se si desidera, si può aggiungere un po' più di pepe e sale.

Asparagi con uovo

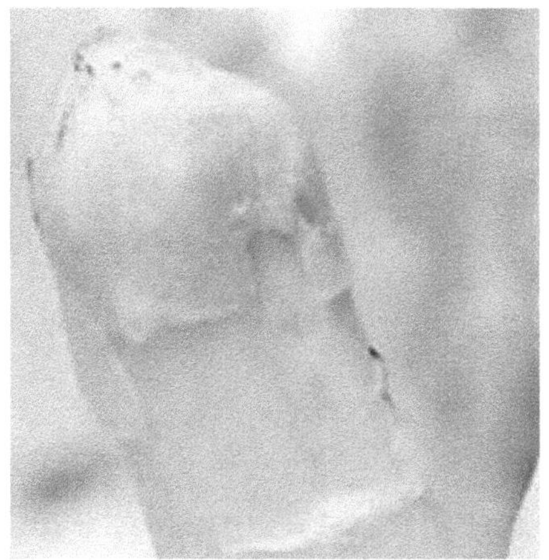

Ingredienti

+/- 600 grammi di asparagi bianchi

6-7 uova

sale

Eventualmente dell'erba cipollina

Preparazione

Iniziare pulendo gli asparagi. Tagliare 2 centimetri dal fondo

e pelare gli asparagi con un pelapatate.

Mettere gli asparagi in una padella con acqua. Aggiungere un pizzico di sale.

Cuocere gli asparagi in circa 10-12 minuti. (A seconda dello spessore degli asparagi).

Nel frattempo potete iniziare a far bollire le uova. Fatelo in circa 6-7 minuti.

Lasciare raffreddare le uova in acqua fredda e rimuovere la pelle.

Da 4-5 uova si toglie poi il giallo d'uovo e si usa solo la proteina. Il giallo d'uovo contiene i grassi e vogliamo limitarli nella fase di dimagrimento.

Una volta che gli asparagi sono pronti, metterli su un piatto. Mettere le uova sugli asparagi e cospargere con un po' di liquido di cottura. Se si desidera, si può cospargere qui qualcosa di erba cipollina.

FILETTO DI MERLUZZO DAL FORNO

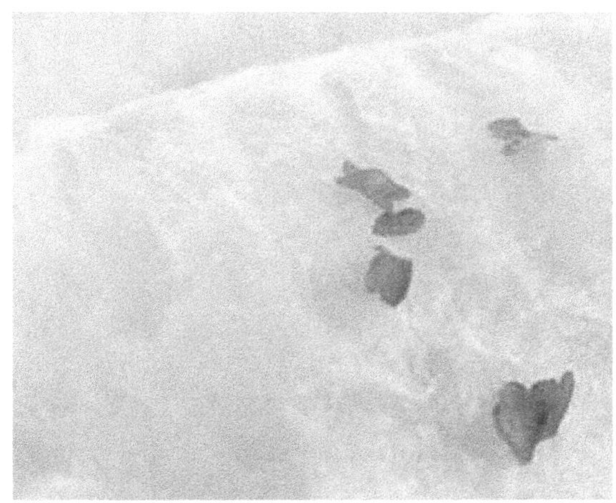

INGREDIENTI

400 GRAMMI DI PORRO

1 PEPERONE GIALLO

400 GRAMMI DI FILETTO DI MERLUZZO (4 PEZZI DI +/- 100 GRAMMI) (O PANGASIO)

100 GRAMMI DI FORMAGGIO GRATTUGIATO (20+ O 30+)

LIME

CORIANDRA

SPRAY PAM

PER I COMPAGNI DI TAVOLA: PURÈ DI PATATE

PREPARAZIONE

PRERISCALDARE IL FORNO A 225 GRADI.

TAGLIARE IL PORRO E IL PEPERONE GIALLO A STRISCE
SOTTILI

PRENDERE IL FILETTO DI PESCE E COSPARGERLO DI SUCCO
DI LIME E COSPARGERLO DI CORIANDOLO.

SPRUZZARE UNA TEGLIA DA FORNO CON UN PO' DI SPRAY
PAM. POI COPRIRE IL FONDO CON METÀ DEL PORRO E DEL
PEPERONE AFFETTATI. METTERE IL FILETTO DI PESCE SOPRA
E COPRIRE IL PESCE CON LA METÀ RIMANENTE DEL PORRO
E DEL PEPERONE.

COSPARGERE IL FORMAGGIO GRATTUGIATO SU QUESTO
INSIEME.

METTERE LA TEGLIA AL CENTRO DEL FORNO E LASCIAR
CUOCERE IL PESCE IN CIRCA 18 MINUTI.

INVOLTINI DI SPINACI CON UOVO

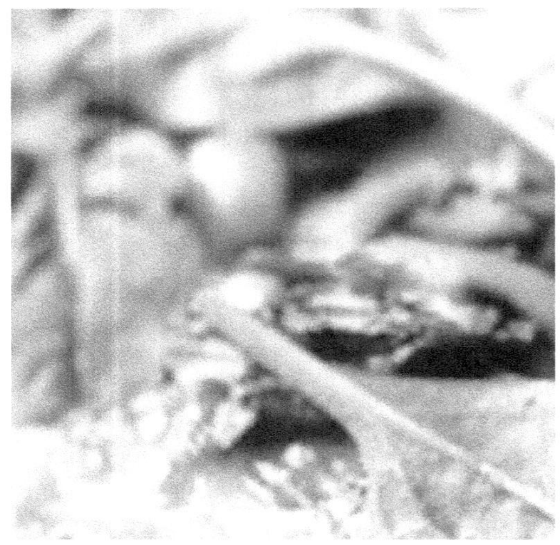

Ingredienti

900 grammi di spinaci

5 uova

2 cucchiai di pinoli

Pem spray

1 pomodoro da carne

Prezzemolo tritato

1 cucchiaio di erbe italiane (tritate o secche)

100 grammi di parmigiano (grattugiato)

Pepe e sale

Preparazione

Lessare gli spinaci (con un pizzico di sale se necessario) in circa 2 minuti. Poi scolare e sgocciolare bene.

Sbattere le uova con 3 cucchiai d'acqua e un po' di sale e pepe.

Nel frattempo, arrostire i pinoli in una padella asciutta e calda. Questo richiede solo un momento. Poi metteteli da parte.

Preriscaldare il forno a 200 gradi.

Spruzzare il Pem in una padella e versare 2-3 cucchiai di miscele di uova nella padella. Cuocere una piccola frittata.

Ripetere l'operazione fino a quando le miscele di uova sono finite. Probabilmente avrete circa 8 frittate.

Tagliare il pomodoro di manzo in piccoli cubetti.

Prendete una ciotola e metteteci gli spinaci scolati, i pinoli, i cubetti di pomodoro, le erbe italiane e metà del formaggio.

Dividere il ripieno di spinaci sulle frittate. Formare degli involtini e metterli in una teglia. Disporre gli spinaci rimanenti in un bordo intorno alle frittate ripiene.

Mettere il resto del parmigiano sulle frittate e mettere la pirofila in forno per circa 15 minuti.

Guarnire con un po' di prezzemolo tritato.

FUNGHI RIPIENI

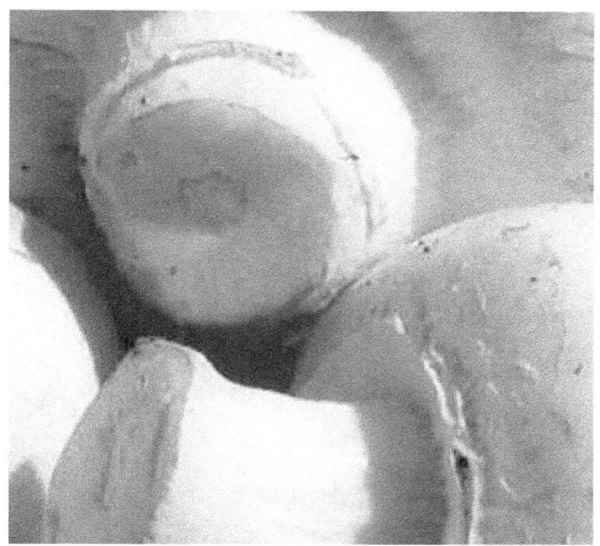

Ingredienti

Una ciotola di funghi grandi

120 grammi di pollo

1 cipolla

1 porro

Germogli di fagioli

Lattuga

Brodo in polvere

Pem Spray

400 ml di acqua

O eventualmente altre verdure

Metodo di preparazione

Preriscaldare il forno a 180 gradi.

Prendete i funghi grandi e togliete il gambo. Se necessario, potete scavare i funghi un po' di più.

Poi tagliare il pollo in piccoli pezzi e tagliare anche tutte le verdure (ad eccezione dei funghi)

Spruzzare una padella con spray pem e cuocere il pollo fino a quando è tenero. Aggiungere le verdure nel tempo.

Quando il tutto è fatto, aggiungere 400 ml di acqua e un po' di brodo in polvere. Lasciare riposare per 15 minuti. In questo modo il sapore del brodo in polvere può attirare gli ingredienti.

Mettere il pollo e le verdure nei funghi grandi.

Prendete una pirofila e metteteci con cura i funghi ripieni.

Lasciate cuocere i funghi nel forno per 10 minuti.

Disporre i funghi su un letto di lattuga e germogli di fagioli.

FRULLATO DI PROTEINE

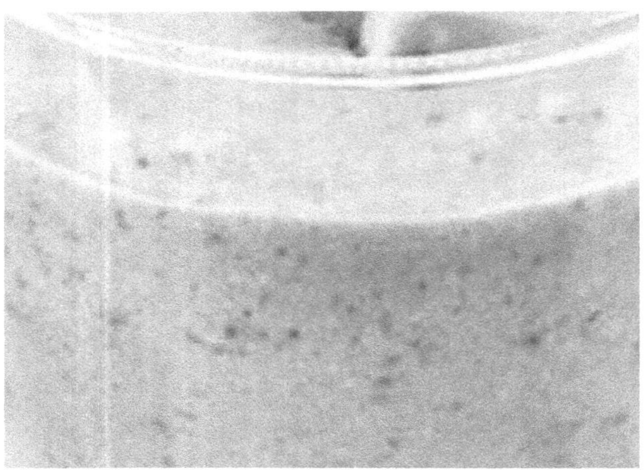

Ingredienti:

20 grammi di Amino fit (un misurino)

300 ml di latte scremato o Yogurt

Frutta, per esempio, una manciata di more e bacche rosse

Preparazione

Mettere 300 ml di latte scremato o yogurt magro in un frullatore.

Aggiungere un misurino, circa 20 grammi, di Amino-fit.

Infine, aggiungere una manciata di more e bacche rosse. Questa può essere anche altra frutta

Frullare il tutto in un frullato gustoso e nutriente.

Se usi lo yogurt magro, il frullato potrebbe essere un po' troppo denso. Aggiungete un po' d'acqua per renderlo più bevibile.

PIZZA AL CAVOLFIORE

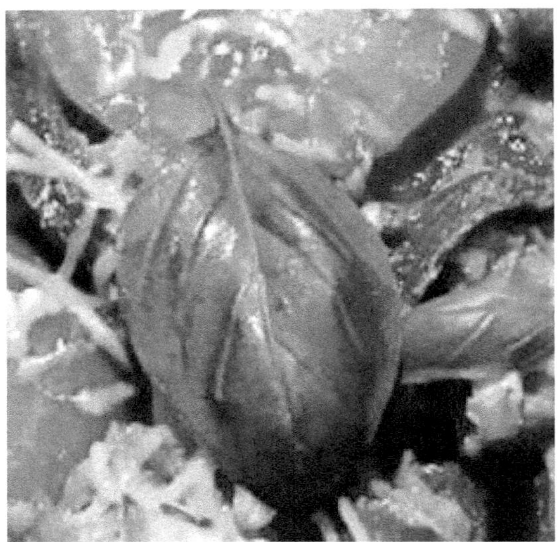

Ingredienti

Ingredienti in basso:

1 cavolfiore medio

Pizzico di sale marino

2 spicchi d'aglio

1/2 cucchiaino di basilico secco

1/2 cucchiaino di origano secco

mezza gita

zenzero in polvere

polvere di peperoncino

1 uovo

1 cucchiaio di olio d'oliva

Ingredienti Topping:

Salsa di pomodoro (possibilmente fatta in casa)

Vassoio di funghi

Pepe rosso

1 cipolla

carciofo

Pomodori ciliegia

Formaggio parmigiano

Preparazione

Preriscaldare il forno a 200 gradi.

Lavare il cavolfiore e fare piccole cimette.

Grattugiare finemente il cavolfiore. Puoi anche schiacciare il cavolfiore in un robot da cucina.

Mettere il cavolfiore grattugiato o macinato finemente in una pirofila e scaldarlo per circa 7 minuti. L'umidità viene così rilasciata dal cavolfiore. Lasciare che il cavolfiore scoli e si raffreddi un po'.

Mettere il cavolfiore scolato su un canovaccio pulito e chiudere il canovaccio. Strizzarlo bene per far uscire tutta l'umidità. Poi dispiegare lo strofinaccio e sbriciolarlo un po' alla rinfusa.

Schiacciare l'aglio e la cipolla fino a ridurli in purea.

Mettere il cavolfiore in una ciotola e aggiungere l'aglio e la cipolla schiacciati, l'olio d'oliva, il basilico, l'origano, un po' di peperoncino, lo zenzero in polvere e il sale. Mescolare il tutto e infine aggiungere l'uovo.

Fare una specie di palla di pasta da tutto il composto. Potete farlo con la mano.

Coprite la vostra teglia con carta da forno e spruzzatela con un po' di Pem in modo che non si attacchi troppo.

Poi dividere la palla di pasta sulla carta da forno in modo da creare un fondo uniforme. Tenere circa 0,5 cm. Potete eventualmente premere con il lato convesso di un cucchiaio.

Mettere la crosta della pizza nel forno e cuocerla in 10-15 minuti. Se la base della pizza è ben dorata, potete girarla di nuovo (circa 3 minuti in più), in modo che la parte inferiore diventi bella croccante.

Quando la base della pizza è pronta, potete guarnirla con la salsa di pomodoro (possibilmente fatta in casa), il peperone, i funghi, la cipolla, il carciofo e i pomodorini.

Mettere la pizza preparata nel forno per circa 8 minuti.

PASTA ZUPPA DI VERDURE

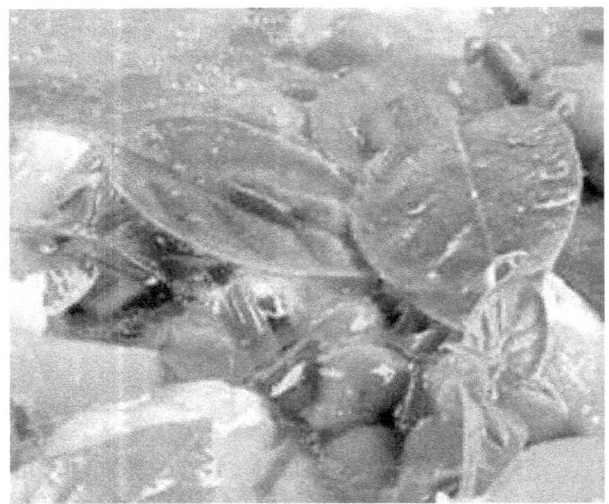

Ingredienti

500 grammi di poulet magro

750 grammi di verdure da minestra tagliate grossolanamente

1 sacchetto di erbe per il brodo di carne

1 pacchetto di esaltatore di sapidità (maggi)

Preparazione

Prendere una pentola grande, aggiungere 3 litri d'acqua e portare a ebollizione.

Appena l'acqua bolle, aggiungere il poulet. Poi riportare il tutto a ebollizione. (Togliere la schiuma se necessario)

Appendi il sacchetto di erbe nell'acqua bollente e abbassa un po' il fuoco. Impostatelo così basso che rimanga appena un po' all'ebollizione. Lasciare riposare per 3 ore.

Aggiungere le verdure da minestra tritate grossolanamente dopo 3 ore e lasciare cuocere per 15 minuti.

Se c'è troppa carota nella zuppa di verdure, potete toglierla. Un po', naturalmente, non è male.

Puoi aggiungere l'insaporitore per gli ultimi 5 minuti. Puoi anche scegliere di aggiungere un po' di brodo, sale, pepe e spezie. Questo dopo il proprio gusto.

Servire con grissini.

Polpette con spinaci e uova

Ingredienti

200 grammi di carne magra di manzo macinata

2 uova

2 spicchi d'aglio

2 cucchiai di basilico fresco

2 grissini

Spinaci freschi

Preparazione

Mettere la carne macinata in una grande ciotola e aggiungere mezzo uovo, l'aglio schiacciato, il basilico tritato finemente e mezzo gambo.

Impastare il tutto e aggiungere un po' di sale e pepe a piacere. Trasformare le polpette in 2 palle uguali.

Scaldare una padella con spray PEM e cuocere le palline fino a quando sono pronte.

Nel frattempo potete cuocere gli spinaci. Una volta fatto, scolare bene.

Mettere il restante bastoncino e mezzo negli spinaci cotti.

Guarnire gli spinaci con un uovo sodo (solo la proteina)

Zuppa di sedano rapa con insalata di pollo e barbabietola

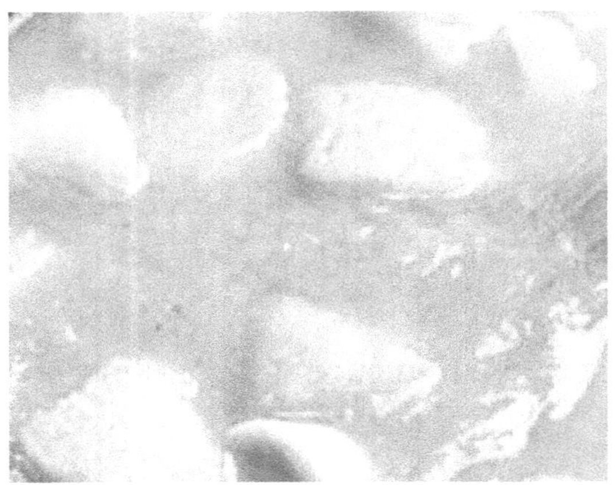

Ingredienti

Ingredienti Zuppa di sedano rapa:

1 sedano rapa

Mezza radice

1 cipolla (scalogno)

1 spicchio d'aglio

700 ml di brodo senza grassi (di pollo)

1 mazzo di prezzemolo in foglie

Spray Pam

Ingredienti Insalata di pollo / barbabietola:

2 filetti di pollo

300 grammi di barbabietola

2 cipolle

goccia di aceto di sidro di mele

2 cucchiai di zuppa di limone

Pochi rametti di aneto

Sale e pepe

Preparazione

Preparazione della zuppa:

Affettare la mezza carota, tritare la cipolla o lo scalogno e tritare finemente lo spicchio d'aglio.

Tagliare il sedano rapa in pezzi grandi.

Spruzzare un po' di spray Pam in una casseruola e soffriggere la cipolla, l'aglio e la carota.

Dopo circa 2 minuti, aggiungere i pezzi di sedano rapa e soffriggere per un po'. Poi versare il brodo e portare a ebollizione. Mettere un coperchio sulla padella.

Ridurre un po' il calore e lasciar sobbollire per 20 minuti.

Dopo 20 minuti si toglie la padella dal fuoco e si frulla il tutto fino a creare un insieme leggermente legato.

Se lo si desidera, aggiungere un po' di pepe e sale e decorare il tutto con foglie di prezzemolo.

Preparazione dell'insalata:

Tagliare il pollo a pezzi e friggerlo in una padella. Poi lasciarlo raffreddare.

Mentre si raffredda il pollo si possono tagliare le barbabietole rosse in piccoli cubetti. Affumicare la cipolla e tritare finemente l'aneto.

Mettere il pollo e le verdure raffreddate in una ciotola e spruzzare con succo di limone e un pizzico di aceto di sidro di mele.

Condire con pepe e sale.

INSALATA CON GAMBERI

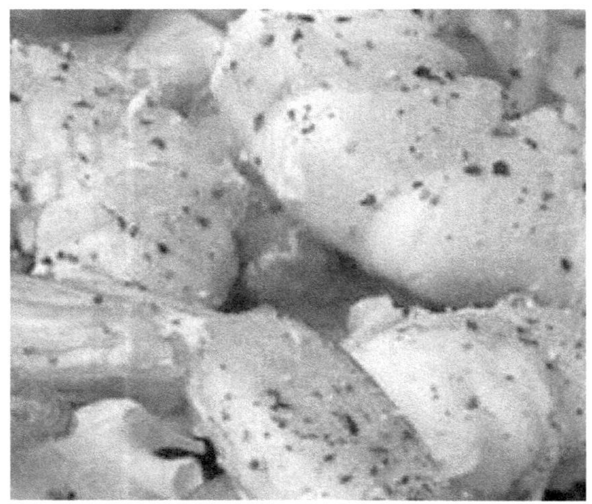

Ingredienti

Insalata mista

8 gamberi (o qualche gamberetto)

1 spicchio d'aglio

1 tiglio

1 peperone rosso

Un po' di pepe e sale

Miscela di insalata di vitello

Preparazione

Preriscaldare il forno a 180 gradi

Tritare l'aglio e metterlo su un foglio di carta da forno.

Poi tagliate il peperone a strisce o a cubetti e mettetelo con l'aglio tritato.

Prendere il lime e tagliarlo a metà. Premere il lime (succo) sul peperone e l'aglio tritato con le mani.

Infine, aggiungete i gamberi e fate scivolare il tutto nel forno. Cuocere il tutto in circa 10 minuti.

Nel frattempo, prendete una ciotola e aggiungete l'insalata mista.

Rendere l'insalata gustosa con il condimento (mescolare 1/4 di sacchetto di Calvé Salad Mix con un po' d'acqua)

Quando i gamberi sono pronti, potete mescolarli alla lattuga.

Condire con un po' di pepe e sale.

Pacchetto di pesce con finocchio

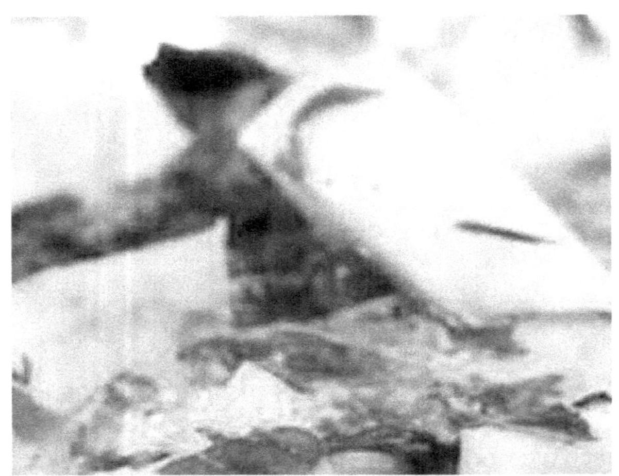

Ingredienti

1 limone

Spray PEM

Pepe fresco e sale

2 tuberi di finocchio

2 scalogni

4 pezzi di filetto di scorfano (circa 110-130 grammi

ciascuno)

40 ml di vino bianco secco

Lattuga con piselli di neve

Foglio di alluminio

Preparazione

Preriscaldare il forno a 175 gradi.

Pulire bene il limone e grattugiare la scorza. Spruzzare lo spray Pem in una ciotola e aggiungere la scorza di limone grattugiata e sale e pepe a piacere. Questo è il burro al limone che facciamo sul pesce.

Pulire i tuberi di finocchio e tagliarli o raschiarli in fette belle sottili.

Tagliare anche gli scalogni in piccoli pezzi.

Stendi 4 pezzi di circa 50 cm di foglio di alluminio sul tuo banco di lavoro.

Dividere gli scalogni affettati e le fette di finocchio al centro dei pezzi di pellicola. Metteteci sopra il pesce e spennellatelo con il burro al limone.

Trasforma il foglio in una specie di contenitore e poi versa un po' di vino accanto ai pezzi di pesce.

Ripiegare il foglio di alluminio e metterlo sulla teglia nel forno. Cuocere il pesce nel forno per circa 15 minuti.

Infine mettere i pacchetti su un piatto e dispiegarli con cura

Soffritto thailandese

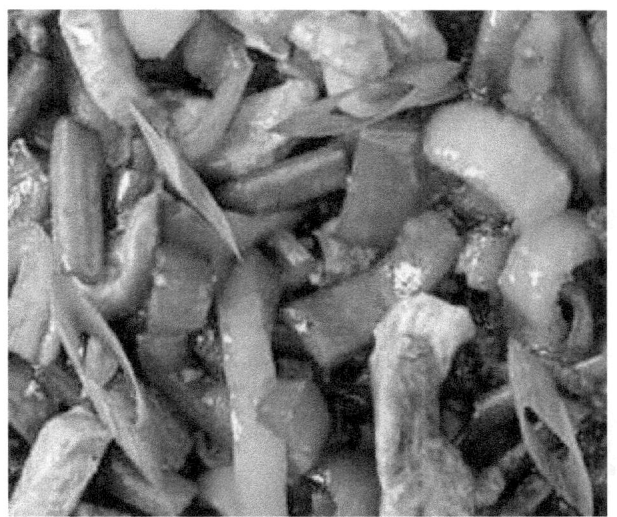

Ingredienti

1 peperone arancione (o rosso)

150 grammi di piselli di neve

300 grammi di shiitake

2 spicchi d'aglio

1 cucchiaio di anelli di pepe

2 cipollotti

200 grammi di tonno

2 cucchiai di salsa di pesce tailandese

1 tiglio

Lattuga iceberg

3 cucchiai di coriandolo tritato finemente

Preparazione

Iniziare a bollire i piselli in acqua con un po' di sale. Far bollire i piselli per circa 3 o 4 minuti fino a quando sono al dente. Poi scolare e sciacquare con acqua fredda. Lasciare scolare.

Nel frattempo, tritare l'aglio, tagliare il cipollotto in anelli obliqui, tagliare lo shiitake in piccoli pezzi e tagliare il peperone a strisce.

Scaldare un po' di spray PEM nel wok e friggere gli shiitake con l'aglio per 2 o 3 minuti. Girare il tutto di tanto in tanto.

Toglieteli dalla padella e metteteli su un piatto.

Scaldare di nuovo il wok e soffriggere il peperone, il peperone rosso e il cipollotto. Lasciate cuocere il tutto per circa 3 minuti.

Togliere la padella dal fuoco e aggiungere alle verdure i piselli da neve, il tonno, la salsa di pesce, il succo di lime e la grattugia del lime.

Condire con un po' di pepe e sale a piacere.

Dividere la lattuga iceberg sui piatti e metterci sopra il composto.

Cospargere con un po' di coriandolo.

Carpaccio con rucola

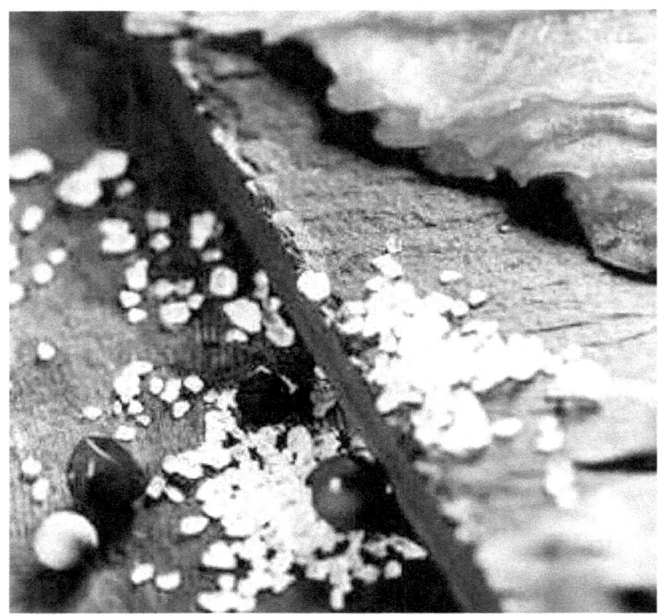

Ingredienti

100 grammi di carpaccio di manzo

Rucola

Pomodori secchi

Capperi

Cipolla rossa

Aceto balsamico

Pepe e sale

Brodo senza grassi

Preparazione

Prendete un bel piatto grande e dividete le fette sottili di carpaccio su di esso.

Tagliare la cipolla rossa in pezzi più piccoli e cospargerla.

Fate così anche con i pomodori secchi e i capperi. Se i pomodori secchi sono troppo grandi, potete prima dimezzarli.

A piacere pepe, sale e l'aceto balsamico

Curry orientale

Ingredienti

150 grammi di filetto di pollo

100 grammi di yogurt magro

1 cucchiaino di curry

1 cucchiaino di semi di coriandolo

1 cucchiaino di zenzero

1 cucchiaio di miele

1 peperone verde

1 pomodoro

1 cipolla rossa

circa 20 grammi di germogli di fagioli

Mezzo spicchio d'aglio

sale

Pemspray

Preparazione

Dimezzare il peperone e la cipolla. Utilizzerete le metà rimanenti più tardi.

Tagliare il filetto di pollo a cubetti.

Prendi una padella e aggiungi i semi di curry e di coriandolo. Mettetela su un fuoco alto e fate dorare i semi (cottura a secco). Questo darà loro più gusto.

Preparare un frullatore e aggiungere il pomodoro, mezzo peperone, mezza cipolla, curry, semi di coriandolo, sale, zenzero, miele e yogurt.

Frullare il tutto fino ad ottenere una bella salsa.

Mettere questa salsa in una padella e cuocere il pollo tagliato a fette fino a renderlo tenero.

Tagliare le altre due metà del peperone e della cipolla in piccoli pezzi e friggerli in un'altra padella. Usare una piccola quantità di Pem Spray per questo.

Infine, cuocere i germogli di fagioli. Non troppo a lungo, perché poi diventeranno meno croccanti.

Se la salsa è ancora un po' sottile, potete legarla con un po' di farina di mais.

Mettete le verdure al forno su un piatto e versateci sopra il pollo con la salsa.

Stufato di cavolfiore con tartara di manzo

Ingredienti

2 cavolfiori

200 grammi di spinaci

80 grammi di pomodori secchi

60 grammi di formaggio blu (leggero)

3 cucchiai di pinoli

Un goccio di latte

Pizzico di noce moscata

Pepe e sale

Spray PAM

4 tartar di manzo

Metodo di preparazione

Tagliare il cavolfiore in cimette. Poi lavare bene le rose.

Nel frattempo, mettete una pentola con molta acqua sul fuoco e portate a ebollizione. Metteteci le cimette e lasciate bollire per circa 10 minuti.

Poi scolare il cavolfiore. Mettere il cavolfiore cotto in una padella e aggiungere un goccio di latte. Stampare il tutto in uno stufato. Se volete una struttura liscia, potete ridurlo completamente in purea.

Condire lo stufato di cavolfiore con un pizzico di noce moscata e un po' di sale e pepe.

Nel frattempo, spruzzare una teglia con dello spray PAM. Cuocere le tartine di manzo in essa.

Tagliare gli spinaci in pezzi grandi e i pomodori secchi in pezzi. Potete aggiungerli allo stufato di cavolfiore.

Guarnite lo stufato di cavolfiore con i pinoli e sbriciolatevi sopra del formaggio blu.

Servire lo stufato con la tartare di manzo.

* 9 7 8 1 8 0 3 6 2 3 6 4 1 *